JN485749

2024

합격 선배들의 맥 one pick!

퍼시픽 작업치료사 국시대비 개념서

OCCUPATIONAL THERAPY

정신과작업치료

5

V·O·L·U·M·E

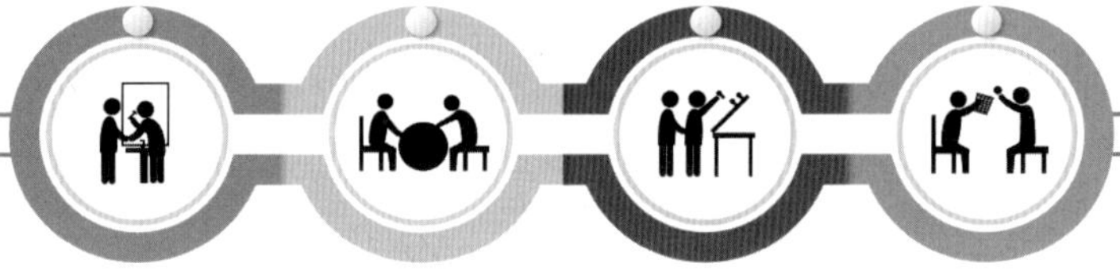

Pacific Books

작업치료사 국가시험

시험시간표 및 합격기준

시험과목

시험종별	시험 과목 수	문제수	배점	총점	문제형식
필기	3	190	1점/1문제	190점	객관식 5지선다형
실기	1	50	1점/1문제	50점	객관식 5지선다형

시험시간표

구분	시험과목(문제수)	교시별 문제수	시험형식	입장시간	시험시간
1교시	1. 작업치료학 기초 (70) 2. 의료관계법규 (20)	90	객관식	~08:30	09:00~10:10 (70분)
2교시	1. 작업치료학 (100)	100	객관식	~10:30	10:40~12:20 (100분)
3교시	1. 실기시험 (50)	50	객관식	~12:40	12:50~13:55 (65분)

* 의료관계법규 : 「의료법」, 「의료기사 등에 관한 법률」, 「장애인복지법」, 「정신건강증진 및 정신질환자 복지서비스 지원에 관한 법률」, 「노인복지법」과 그 시행령 및 시행규칙

합격기준

- 필기시험에 있어서는 매 과목 만점의 40퍼센트 이상, 전과목 총점의 60퍼센트 이상 득점한 자를 합격자로 하고, 실기 시험에 있어서는 만점의 60퍼센트 이상 득점한자를 합격자로 합니다.
- 응시자격이 없는 것으로 확인된 경우에는 합격자 발표 이후에도 합격을 취소 합니다.

머·리·말

작업치료 분야는 그 어떤 영역보다 광범위하고 다차원적인 분야이다. 의학, 심리학, 사회학 등 인간 관련 다영역적 학문으로 매우 다양하고 복합적 성격을 지닌 학문이다. 국내 작업치료 역사는 한국전쟁을 시작으로 이미 반세기가 지났으며, 매우 다양한 분야로 진출하고 있다. 반면, 국내 작업치료의 교육 현실은 예전보다 많이 발전하였으나 전공 교육과정에 필요한 교재는 여전히 부족한 상태이며, 이로 인해 국가시험을 준비해야 하는 재학생들에게 큰 부담이 되고 있다. 이에 본 교재는 부족한 교육과정을 보충하고 중요한 내용들을 요약정리하므로 보다 쉽게 작업치료사 국가고시를 준비할 수 있도록 구성하였다.

최근 국가시험은 보다 전문적이고, 과학적이며, 다양한 문제들이 출제되는 경향을 보이고 있다. 과거 출간된 서적들 대부분이 암기형 문제 풀이식으로 구성되어 있어 국가시험을 준비하는 학생들에게 큰 도움을 주지 못했던 반면, 본 서적은 다양한 분야의 실기형·사례형 문제들을 탑재하는 동시에 풍부한 해설을 통해 체계적이고, 논리적 학습이 가능하도록 편집하였다.

본 교재는 학생들의 이해도를 높이기 위해 구체적이고, 보다 체계적인 해설과 매뉴얼을 제공하고 있으며, 실전 문제와 같은 문제들을 통해 국시 및 임상대비 능력을 극대화하고자 하였다. 국시에 필요한 전공과목의 체계적인 정리는 학생들 스스로 학습이 가능하도록 하였으며, 출제 비중이 높은 이론과 실기, 그에 따른 해설을 통해 학생들의 학습효과를 극대화하여 국가시험에 대한 자신감을 높여주고자 한다.

작업치료사 국가시험을 준비하는 모든 학생들에게 등대와 같은 교재가 되기를 희망하며…

2024년 4월

작업치료 국시연구회

CONTENTS

CONTENTS

C O N T E N T S

CONTENTS

CONTENTS

OCCUPATIONAL THERAPY

1

C·H·A·P·T·E·R

정신의학적 증상

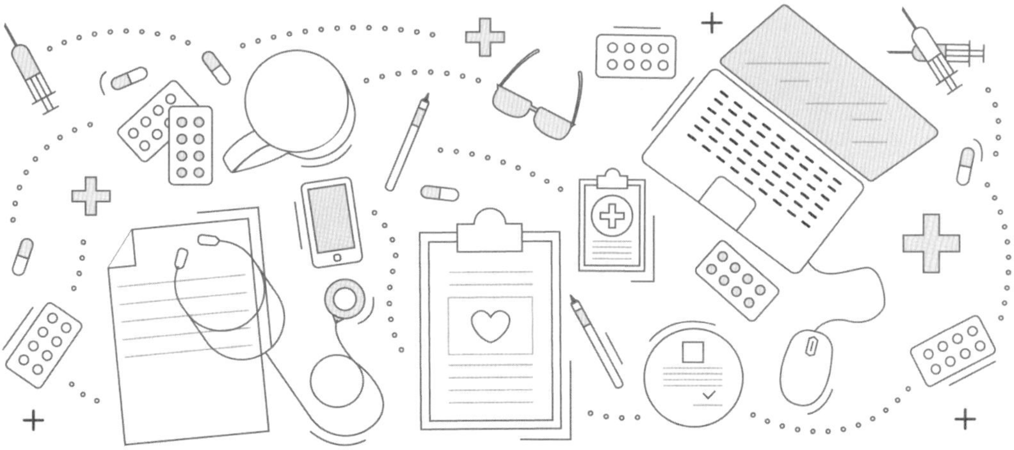

2024 OCCUPATIONAL THERAPY

꼭! 알고 넘어가기!!

- 다양한 증상의 내용을 이해해야 한다.
- 지각 및 사고의 장애에 대한 내용들을 이해해야 한다.
- 신체적 증상들이 종종 국가고시에 출제되고 있다.

1.1 정신병리학(Psychopathology)

- 정신질환에서 비정상적인 행동, 사고, 의식 등으로 나타나는 증상들의 원인 및 그 표현에 대한 연구

1.2 증상론(Symptomatology)

1. 의식의 장애(Disturbance of consciousness)

주의의 장애 (disorders of attention)	① 주의 산만(distractability) • 주의를 충분한 기간 유지하지 못하고 계속 다른 자극에 주의를 돌릴 때 ② 선택적부주의(selective inattention) • 불안을 야기하는 것에 대해서만 선택적으로 주의가 차단되는 것 ③ 황홀경(trance) • 한 곳에 주의가 집중되면서 의식이 변화하는 것으로 최면, 해리장애, 종교적 경험 등이 나타남 ④ 과잉각성(hypervigilance) • 내외의 자극에 지나치게 주의를 하고 초점을 맞추는 상태 – 망상 및 편집과 관련됨
의식의 혼탁 (disturbances of consciousness)	① 정의 • 감각자극에 대한 지각, 사고, 반응, 기억 등에 장애가 있는 것으로 주의가 산만하며 착란이 있고 이해력이 부족해짐

의식의 혼탁 (disturbances of consciousness)	② 착란(confusion) • 당황, 혼동, 지남력장애, 연상장애, 사고의 빈곤 등이 특징인 특수한 형태의 의식장애로 전형적으로 광범위한 뇌기능 손상 때 나타남 ③ 몽롱상태(dream state, twilight state) • 의식과 무의식의 중간상태이며 섬망과 달리 심인성이 많으며 해리상태에서 전형적으로 나타남 ④ 섬망(delirium) • 급성 뇌증후군의 일반적 증상으로 보임 • 의식장애, 착란, 주의산만, 당황, 좌불안, 지남력장애, 지리멸렬한 사고, 착각, 환각, 불안, 의심, 공포 등 증상과 경과의 변동이 심한 것이 특징 ⑤ 혼미(stupor) • 운동능력을 상실하게 되고 외부의 자극에 대해 거의 반응하지 않으나 때로는 강력한 동통자극에 의해 일시적으로 깰 수 있고, 약간의 의식이 남아 있을 수 있음 ⑥ 혼수(coma) • 모든 정신활동과 신경조직의 기능이 마비 ⑦ 피암시성 장애 • 외부의 생각이나 영향력에 순응하고 비판없이 반응하는 상태 ⑧ Sundowning • 노인에서 밤에 발생 • 졸음, 착란, 운동실조 등이 나타남
고양된 의식상태 (heighted consciousness)	• 감각과 주의가 예민해지고 의식이 고양된 상태 • 정상적 상황에도 나타날 수 있으며 종교적 경지, 조증 초기, 환각제, 암페타민 복용 시 등에도 나타남

2. 행동의 장애(Disorders of activity)

표정과 태도 (facial expression and attitude)	• 환자의 태도는 하나의 의사소통의 수단이므로 증상으로 나타날 수 있음 • 우울증 : 힘 없는 태도와 무표정한 얼굴 표정 • 조현병 : 괴상한 자세, 의심하는 듯한 웃음, 무의미한 웃음, 찌푸린 얼굴 • 히스테리성 인격장애 : 과장적, 연출적, 유혹적 태도
행동증가 (increased activity)	• 정신운동이 증가되어 있는 상태로서 계속 변화하므로 목적달성이 어려움 • 조증에서 전형적으로 볼 수 있음 ① 흥분 • 대체로 격정적이고 목적 없는 행동이나 외부자극에 상관없는 행동이 증가된 상태가 나타남

행동증가 (increased activity)	② 정신운동격정(psychomotor agitation) • 내적 자극에 의해 필요 없는 운동과잉과 과잉심리 상태 ③ 과다활동증(hyperkinetic) • 불안정하고, 공격적이며, 파괴적인 행동으로 흔히 정신병적 상태나 뇌증후군에서 보임
행동감퇴 (decreased activity)	• 정신운동이 느린 것이며 말도 적고 움직임도 적음 • 우울증에서 전형적으로 나타남 ① 함구증(mutism) • 신체장애 없이 나타나는 말이 없는 상태 ② 무력증(anergia) • 힘이 없는 상태 ③ 무의지증(abulia) • 행동이나 사고할 욕구가 없는 상태로서 행동의 결과에 대해 무관심한 것 ④ 탄력발작(cataplexy) • 감정상태에 따라 일시적인 무력상태가 되는 것 ⑤ 무운동증(akinesia) • 신체적 운동의 결핍상태
반복행동 (repetitious activity)	① 상동증(stereotype) • 같은 행동을 반복하는 것 ② 강경증(catalepsy) • 한 가지 자세를 계속 유지하는 것 ③ 납굴증(waxy flexibility) • 타동적으로 취해진 자세를 유지하려는 경향 때문에 관절 움직임이 밀랍과 같은 것 ④ 현기증(mannerism) • 같은 움직임을 반복하는 것 ⑤ 음송증(variegation) • 의미 없는 단어나 짧은 문장을 반복해서 발성하는 것 ⑥ 보속증(perseveration) • 자신은 다른 행동이나 말을 하려고 하지만 정신기능의 장애로 새로운 동작이나 말로 넘어가지 못하고 반복적으로 같은 행동을 하는 것

<table>
<tr><td>자동증
(automatism)</td><td>① 명령자동증(command automatism)
• 타인의 말에 강박적이고 자동적으로 따르는 것
② 반향언어(echolalia)
• 주어진 말을 따라하는 것
③ 반향동작(echopraxia)
• 보여 진 행동을 따라하는 것</td></tr>
<tr><td>거절증
(negativism)</td><td>• 주어진 것에 대해 저항하거나 반대하는 행동
• 질문에 대답하지 않고 음식을 거부하며 적개심, 증오, 또는 공포의 표현
• 상대방에게 불안을 야기시키려는 목적 때문일 수도 있음</td></tr>
<tr><td>강박행동
(compulsion)</td><td>• 정의 : 불합리한 줄 알면서도 특정행동을 하려는 반복적 욕구에 저항할 수 없을 때 나타남
• 사례
① 의식(ritual)
• 불안을 감소시킬 목적으로 자동적, 강박적 행동을 하는 것
• 강박사고를 동반
② 음주광(dipos-mania)
• 강박적으로 술을 마시는 것
③ 남자색정광(satyriasis)과 여자색정광(nymphomania)
• 남녀에서 과도하고 강박적인 성행위에 대한 욕구가 있을 때
④ 발모광(trichotillomania)
• 강박적으로 머리털을 뽑는 행위
⑤ 절도광(kleptomania)
• 강박적으로 훔치는 행동
⑥ 병적 도박(pathological gambling)
• 도박하는 행동을 자제할 수 없을 경우</td></tr>
<tr><td>공격성
(aggression)</td><td>• 분노, 화, 증오에 따라 강압적이고 목적이 있는 행위
• 대체로 분노와 공격성, 기타 본능적 충동을 억제하는 능력을 학습하지 못했기 때문
① 충동적 행동
• 미리 계획되거나 심사숙고된 요구에 의해서가 아니라, 감정의 지배 아래 순간적이고 돌발적인 행동을 폭발적으로 일으키는 것
• 정신박약에 의한 발달장애, 술 또는 환각제 중독 같은 뇌기능의 장애, 초자아 결함 등의 이유로 충동억제의 장애가 나타남
② 행동화
• 무의식적 욕구나 충동, 환상 등의 행동으로 직접 표현되는 것</td></tr>
</table>

자살 (suicide)	• 자살, 자살기도, 자살의도 – 대체로 사랑의 결핍과 무능감, 거부감을 느끼기 때문 – 자기를 버린 사람에게 죄책감을 불러일으키기 위함 • 알코올중독, 정신분열병(조현병), 우울증 환자에 자살자가 많음
실행증 (apraxia)	• 사지운동 실행증 • 관념운동 실행증 • 관념 실행증 • 구성 실행증 • 착의 실행증

3. 지각의 장애

실인증 (agnosia)	• 기질적 뇌장애 때문에 사물을 인지하거나 감각자극의 의미를 해석하지 못하는 것 ① 신체실인증(anosognosia) • 자신의 병을 인정하지 않는 것 ② 자가국소실인증(somatopagnosia) • 자신의 신체부분을 인정하지 않는 것 ③ 입체감각실인증(astereognosia) • 촉각으로 사물을 인식하지 못하는 것 ④ 시각실인증(visual agnosia) • 사물이나 사물을 보고도 몰라보는 것 ⑤ 얼굴실인증(prosopagnosia) • 얼굴을 인식하지 못하는 것 ⑥ 기타 • 물체 실인증 • 색체 실인증 • 시공간 실인증 • 반측공간 실인증 • 동시 실인증
착각 (illusion)	• 감각자극을 잘못 해석하여 지각하는 것 • 착각은 강한 감정, 욕구, 충동 때문에 투사에 의해 일어남 ① 거시증(macropsia) • 사물이 크게 보이는 것

착각 **(illusion)**	② 미시증(micropsia) • 사물이 작게 보이는 것 ③ 공감각(synesthesia) • 음악소리가 색채로 눈에 보이는 등 한 감각이 다른 감각의 형태로 지각되는 착각 ④ 이인증(depersonalization) • 자신의 존재의 감각이 비현실적이거나 이상하고 낯선 것 ⑤ 비현실감(derealization) • 환경이 비현실적이고 이상하며 변화된 느낌 ⑥ 둔주(fugue) • 본래 과거의 정체성을 잃고 새로운 다른 정체성을 가지고 새로운 환경으로 여행하거나 방황하는 것을 말함
환각 **(hallucination)**	• 외부의 자극이 실제로 없음에도 마치 외부에서 자극이 들어온 것처럼 지각하는 것 ① 예기환각(anticipatory hallucination) • 강한 감정 상태에서 무엇인가 들리거나 보일 것이라고 예상할 때 나타나는 환각 ② 진성환각(true hallucination) • 아무도 없는 방에서 사람의 말소리를 실제로 듣고 현실로 인식하는 경우 ③ 가성환각(pseudohallucination) • 실제로는 들리지 않지만 무슨 소리가 나는 듯이 느끼는 경우 • 지각의 성질이 없음 ④ 환시(visual hallucination) • 존재하지 않는 사물이 보이는 것 ⑤ 환청(auditory hallucination) • 실제로 없는 소리를 의미 있는 소리나 말소리로 듣는 것 • 의식이 명료한 상태에서는 정신분열병(조현병)이나 정동장애, 의식의 혼탁일 경우는 기질성 뇌 증후군을 의심 ⑥ 환촉(tactile hallucination) • 실제로 어떤 물체가 피부에 접촉되어 있다고 느끼는 것 • 알코올중독, 진전섬망, 코가인중독, 정신분열병(조현병) ⑦ 환취(olfactory hallucination) • 실제로 없는 냄새를 맡는 것 • 정신분열병(조현병)이나 측두엽에 병변이 있을 때 ⑧ 환미(gustatory hallucination) • 실제로 없는 맛을 지각하는 것

환각 (hallucination)	⑨ 운동환각(kinesthetic hallucination) • 절단된 신체부분이 존재하는 것처럼 지각하는 환상지 • 사지의 모양이나 크기가 다르게 느껴지는 환각 • 몸이 움직이는 것 같이 느껴지는 환각 ⑩ 신체환각(somatic hallucination) • 신체 내 또는 신체를 향해 무언가 일어나고 있다는 환각 ⑪ 정상적 환각 • 잠들 때의 입면시 환각 • 잠이 깰 때의 각성시 환각, 감각박탈시 환각 ⑫ 명령 환각 • 복종해야 된다고 느끼는 환각

4. 사고의 장애(Disorders of thought)

사고형태의 장애 (disorder in the form of thought)	• 정신기능이 논리적 경험과 일치하지 않을 때 • 자폐적사고, 백일몽, 마술적 사고 등 • 무의식적 자기중심적 또는 본능적 욕구에 따른 것으로 현실을 무시한 비논리적 사고
사고과정의 장애 (disorders in process of thought)	① 관념분일(flight of ideas) • 한 생각에서 다른 생각으로 계속 연상이 빨리 진행되며 목적에 도달하지 못하는 것 ② 사고지체(retardation) • 사고의 시작과 진행이 느린 것 ③ 보속증(perseveration) • 한 관념이 지속적으로 반복 표현 ④ 우원증(circumstantiality) • 많은 불필요한 묘사를 거친 후 말하고자 하는 목적에 도달하는 경우 ⑤ 지리멸렬(incoherence) • 사고 진행이 와해되어 논리적 연결이 없음 • 의미가 파괴된 언어로 구나 단어들이 흩어진 상태 ⑥ 차단(blocking) • 연상의 진행이 갑자기 중단되는 것 ⑦ 신어증(neologism) • 환자가 자기만이 아는 독특한 새로운 말을 조합하거나 창조하는 것

<table>
<tr><td>사고과정의 장애
(disorders in process of thought)</td><td>⑧ 기타
• 압축(condensation)
– 여러 개념을 하나로 융합시키는 것
• 엉뚱한 대답(irrelevant answer)
– 질문에 맞지 않는 대답을 하는 경우
• 헛소리(glossolalia)
– 전혀 알아들을 수 없는 단어로 신의 계시를 전달하는 것
• 음송증(verbigeration)
– 단어나 짧은 문장을 반복해서 발성하는 것
• 음향연상
– 음에 따라 새로운 관념이 연상되는 것</td></tr>
<tr><td>사고내용의 장애
(disorders of content of thought)</td><td>① 사고경향(trend)
• 논리보다 감정요소 때문에 특정 내용에 사고가 집중되어 다른 생각은 할 수 없게 된 상태를 말함
② 망상(delusion)
• 망상은 불합리하며 잘못된 생각 또는 신념을 말함
<table>
<tr><td>과대망상
(delusion of grandeur)</td><td>• 자신이 위대하다, 전능하다, 부자라고 믿는 망상
• 열등감, 불안정감에서 나옴</td></tr>
<tr><td>피해망상
(delusion of persecution)</td><td>• 누군가 자신을 해치려 한다는 망상
• 대개 자신의 증오, 공격성이 투사된 결과</td></tr>
<tr><td>관계망상
(delusion of reference)</td><td>• 주변의 일이 자기 자신과 관련되었다는 망상
• 누군가가 또는 신문, 라디오가 내 말을 하고 있다는 망상</td></tr>
<tr><td>자책망상
(delusion of self-accusation)</td><td>• 죄의식과 자기징벌을 내용으로 하는 망상
• 초자아가 심하게 비판적일 때 나타남
– 죄망상, 빈곤망상, 병망상, 허무망상 등이 있음
• 죄의식, 자존심손상, 자기징벌, 적개심 등이 투사된 결과</td></tr>
<tr><td>조종망상
(idea of control)</td><td>• 자신이 타인에 의해 또는 미지의 존재에 의해 조종당한다는 망상
• 사고흡입, 사고탈취, 사고전파 등</td></tr>
<tr><td>연애망상
(delusion of loving)</td><td>• 누군가 자기를 몹시 사랑하고 있다는 믿음
• 존재하지 않는 사람 또는 죽은 사람이 자신을 사랑한다는 믿음
• 유명인사가 신분 때문에 몰래 자기를 사랑한다고 믿음</td></tr>
<tr><td>빙의망상(delusion of possession)</td><td>• 귀신, 악령, 동물이 자신의 몸속에 들어와 지배한다는 망상</td></tr>
<tr><td>질투망상(delusion of jealousy)</td><td>• 오셀로 증후군이라고도 함
• 배우자나 사랑하는 사람이 부정하다고 믿는 망상</td></tr>
</table>
</td></tr>
</table>

<table>
<tr><td rowspan="2">사고내용의 장애
(disorders of content of thought)</td><td><table><tr><td>기타망상</td><td>• 빈곤망상
• 허무망상
• 자아광
• Noeis</td><td>• 병망상
• 공상적 거짓말
• 단일광</td></tr></table></td></tr>
<tr><td>③ 강박사고(obsession)
• 의식적으로 원치 않음에도 불구하고 계속적으로 같은 생각의 의식이 떠오르는 것
④ 공포증(phobia)
• 어떤 대상이나 상황에 대해 불합리하게 무서워하며 피하려는 상태
– 대상별 분류 : 단순공포, 대인공포, 동물공포
– 상황별 분류 : 광장공포, 고소공포 등
⑤ 건강염려증(hypochondria)
• 신체건강에 관해 과도한 관심을 갖는 것</td></tr>
</table>

5. 언어의 장애

<table>
<tr><td colspan="2">언어압박
(pressure of speech)</td><td>• 말이 많고 빠르며 중단시키기 어려울 때
• 주로 조증상태에서 관찰</td></tr>
<tr><td colspan="2">다변증(logorrhea)</td><td>• 말은 많지만 논리적일 때</td></tr>
<tr><td colspan="2">언어빈곤
(poverty of speech)</td><td>• 말이 적고 대답이 단음절일 경우</td></tr>
<tr><td colspan="2">억양장애(dysprosody)</td><td>• 말에 정상적 억양이 없을 때</td></tr>
<tr><td colspan="2">발음장애/구음장애
(dysarthria)</td><td>• 단어 선택이나 문법은 올바르나 발음의 장애가 있을 때</td></tr>
<tr><td rowspan="6">실어증</td><td>운동성 실어증
(motor aphasia)</td><td>• 말은 이해하나 말하지 못하는 경우</td></tr>
<tr><td>지각성 실어증
(sensory aphasia)</td><td>• 말을 이해하지 못하는 것</td></tr>
<tr><td>명사성 실어증
(nominal aphasia)</td><td>• 대상에 대한 맞는 이름을 발견하지 못하는 것</td></tr>
<tr><td>문장적 실어증
(syntactical aphasia)</td><td>• 올바르게 단어들을 연결하지 못하는 경우</td></tr>
<tr><td>jargon aphasia</td><td>• 신어증과 의미 없는 단어로만 말하는 것</td></tr>
<tr><td>전반적 실어증
(global aphasia)</td><td>• 운동성 및 지각성 실어증이 모두 있는 경우</td></tr>
</table>

6. 감정의 장애(Disturbances of emotion)

1) 기분의 장애

고양된 기분 (elevated mood)	• 보통 이상의 즐거운 기분으로 조증에서 흔히 나타남 • 다행감(euphoria) : 낙관적 태도와 자신감, 유쾌한 기분, 행복감을 느끼는 것 • 발양(elation) : 즐거운 기분이 넘쳐 행동과 욕구가 과장되어 나타나는 경우 • 앙양(exaltation) : 즐거운 기분이 더욱 고양되어 과대적이 되는 경우 • 황홀경(ecstasy) : 가장 극단적 경우로 특이한 초월적 신비감, 전능감 등을 가질 때 • 확대적 기분(expansive mood) : 기분을 거리낌 없이 표현하는 것 • 불안정한 기분(irritable mood) : 쉽게 화내거나 자극되는 경우 • mood swing : 고양된 기분과 우울한 기분이 번갈아 나타나는 것
우울(depression)	• 슬픈 느낌의 정동 • 가장 흔한 증상 중 하나 • 슬픈 기분, 비관, 자기비하, 절망감, 의욕감퇴, 흥미와 재미의 상실, 죄책감 등 • 불면, 두통, 식욕상실, 체중감소, 성욕감퇴, 무력상태 등 신체증상 동반 • 증오, 분노, 공격성 등의 감정 억압의 결과로 나타남 • 불쾌기분(dysphoria) : 즐겁지 못함, 불쾌함, 나쁜 기분을 말함
무쾌감증(anhedonia)	• 흥미를 상실하고 일상적인 일에서 재미와 즐거움을 못 느낌 • 유쾌한 활동에서 위축되고 우울한 기분에 빠져 있는 경우
애도(mourning)	• 실제적 상실에 따른 슬픔
감정표현불능증 (alexithymia)	• 자신의 감정이나 기분을 말로 표현하거나 인식하는 것이 어렵거나 불가능한 경우

2) 불안(anxiety)

• 두려움, 걱정 등 재난이 임박했다는 지속적인 느낌
• 구갈, 심계항진, 호흡곤란, 진땀 등 특정 신체적 증상이 동반

부동성불안 (free-floating anxiety)	• 불안이 특정상황에 대한 것이 아니고 그 원인을 모른 채 단지 불안을 느낌
공포(fear)	• 의식적으로 알고 있는 것 또는 특정 현실적 대상에 대한 두려움
격정(agitation)	• 불안이 심하여 신체적 긴장과 좌불안석 상태
긴장(tension)	① 감정적, 신체적 활동이 증가된 불쾌하고 팽팽한 느낌 ② 두 가지 상반되는 욕구가 공존할 때 또는 안전을 위해 싸워야 할 때 나타남
공황(panic)	• 급성의 심한 불안을 의미함

3) 정동의 장애

불충분 정동 (inadequate affect)	• 감정적으로 무감동 • 쾌와 불쾌에 대한 감수성이 감소된 상태 • flat affect : 정동적 느낌의 표현이 거의 없는 상태 • 둔마된 정동(blunted affect) : 'flat affect'보다는 덜한 상태 • 제한된 정동(restricted affect) : 정동의 정도가 둔마상태보다 약간 덜한 상태
부적합정동 (inappropriate)	• 사고 언어 등과 조화되지 않는 정동 • 상황에 어울리지 않게 울거나 웃거나 하는 것
기타	• 양가성 • 제반응 • 수치 • 죄책감

7. 지남력의 장애(Disorders of orientation)

정의	• 현재의 때와 장소 또는 만나고 있는 사람에 대해 잘 알지 못할 때
원인	• 기억, 주의, 지각에 장애가 있을 때 • 뇌증후군, 심한 정신병, 격한 감정 상태에 있을 때 흔히 나타남

8. 기억의 장애(Disorder of memory)

기억항진 (hypermnesia)	• 기억이 병적으로 과도하게 상세한 경우 • 조증, 편집증, 긴장증 등에서 나타남
건망증, 기억상실 (amnesia) : 기억불능 상태	① 기질성 건망증(organic amnesia) • 알코올중독, 두부외상과 같이 등록이 안 될 때 • korsakoff 증후군 같이 저장이 오래가지 못할 때 나타남 • 기억장애가 전반적이고 발병이 점진적임 • 회복이 된다 해도 불완전함 ② 심인성 건망증(psychogenic amnesia) • 저장은 정상적이나 회상이 안 되는 경우 • 선택적이고 일정기간에 국한되며 어떤 사건 후 돌발적으로 발생하고 갑자기 회복 • 회복한다면 완전히 회복됨

건망증, 기억상실 **(amnesia)** **: 기억불능 상태**	③ 상행성 건망증(anterograde amnesia) • 의식회복 이후의 일정기간의 회상을 못하는 것 ④ 역행성 건망증(retrograde amnesia) • 의식장애가 있었던 기간뿐 아니라 그 이전의 일정시간의 경험까지 회상 못하는 경우
기억착오 **(paramnesia)**	• 방어목적으로 무의식적으로 거짓 기억을 하는 것 ① 작화증(confabulation) • 기억이 안 나는 부분에 대해 이야기를 꾸며 메우게 되는 것 ② 회상착오(retrospective falsification) • 강한 무의식적 동기 때문에 과거 기억 중 자신의 이익에 맞는 것만 선택적으로 기억하거나, 잊거나, 왜곡하여 기억하는 것
기시감(deja vu)과 **미시감(jamais vu)**	① 기시감 • 낯선 것을 전에 본 것 같이 느끼는 현상 ② 미시감 • 전에 알고 있던 것이 생소하게 보이는 현상

9. 지능의 장애(Disorders of intelligence)

정신지체 **(mental retardation)**	• 유전적, 선천성 또는 발육 초기과정에서 여러 가지 원인으로 지능의 발달이 정상적으로 이루어지지 않아 지능이 낮은 상태 • DMS-5에서는 지능장애로 진단명이 바뀜
치매 **(dementia)**	• 생후 정상적으로 발달했던 지능이 후천적인 뇌기능장애 때문에 영구적이고 비가역적으로 저하된 상태 • 가성치매 – 기질성이 아닌 정신장애 때문에 나타남 – 치매같이 보이는 현상

10. 병식(Insight)과 판단(Judgement)의 장애

병식의 장애	• 상황의 객관적 현실을 이해할 능력이 부족할 때
지적 병식	• 일련의 상황을 객관적 현실로 이해하는 것 • 상황 극복을 위해 긍정적 방법으로 사용할 수 없는 상태
진정한 병식	• 상황의 객관적 현실을 이해하고 동기와 감정적 추진력과 결합하여 상황을 극복할 수 있음
판단의 장애	• 상황을 옳게 평가하고 그 상황에 적절하게 행동하는 것이 제한된 상태

11. 성격장애(Personality disorders)

개요	• 개인은 각기 다른 인격특성을 갖고 있음 • 어떤 인격유형은 병적인 것으로 규정될 수 있음

S.U.M.M.A.R.Y

1. 주의 산만(Distractability)

- 주의를 충분한 기간 유지하지 못하고 계속 다른 자극에 주의를 돌릴 때

2. 섬망(Delirium)

1) 급성 뇌증후군의 일반적 증상으로 급성임
2) 의식장애, 착란, 주의산만, 당황, 좌불안, 지남력장애, 지리멸렬한 사고, 착각, 환각, 불안, 의심, 공포, 등 증상과 경과의 변동이 심한 것이 특징

3. 혼수(Coma)

- 모든 정신활동과 신경조직의 기능이 마비

4. 틱(Tip)

- 발작적 움직임을 말함

5. 상동증(Stereotype)

- 같은 행동을 반복하는 것

6. 보속증(Perseveration)

- 자신은 다른 행동이나 말을 하려고 하지만 정신기능의 장애로 새로운 동작이나 말로 넘어가지 못하고 반복적으로 같은 행동을 하는 것

7. 반향언어(Echolalia)

- 주어진 말을 따라하는 것

8. 진성환각(True hallucination)

- 아무도 없는 방에서 사람의 말소리를 실제로 듣고 현실로 인식하는 경우

9. 과대망상(Delusion of grandeur)

1) 자신이 위대하다, 전능하다, 부자라고 믿는 망상
2) 열등감, 불안정감에서 나옴

10. 운동성 실어증(Motor aphasia)

- 말은 이해하나 말하지 못하는 경우

11. 지각성 실어증(Sensory aphasia)

- 말을 이해하지 못하는 것

OCCUPATIONAL THERAPY

2

C·H·A·P·T·E·R

신경인지장애 (치매 · 섬망 등)

꼭!
알고 넘어가기!!

• 섬망의 정의와 증상을 이해해야 한다.
• 치매의 원인과 종류 그리고 증상을 잘 이해해야 한다.

2.1 개념

개념	• 뇌조직의 일시적 또는 영구적 손상이나 기능장애에 기인하는 정신장애임 • 섬망과 신경인지장애(치매)를 포함하는 개념
원인	• 섬망이나 치매 등은 야기하는 원인이 다양하나 공통적인 경우도 많음 – 한 가지 장애가 발병경과에 따라 섬망에 이어 치매상태를 보이거나 치매경과 중에 섬망을 보이기도 함

2.2 섬망(delirium)

개념	• 급성적이고 광범위한 비특이적인 기질적 뇌증후군 • 핵심증상 : 의식, 주의, 지각, 사고, 기억, 정신운동행동(psychomotor behaviour), 감정, 수면, 각성 주기 등 • 장애기간이 다양하며, 심각도 정도 역시 다양함
역학	• 소아나 노인에서 흔히 나타날 수 있음 – 입원한 노인에서 흔히 관찰됨
원인	• 전신감염, 수술 후 상태, 대사장애, 저산소증, 저혈당증, 전해질 불균형, 간 또는 신장 질환, 티아민(thiamine) 결핍, 약물 중독 및 금단, 고혈압성 뇌증후군, 뇌전증 발작, 두부손상 등 • 최근 각종 약물의 남용으로 인한 금단증세로 빈번함 – 알코올, benzodiazepine 등

<table>
<tr><td>진단</td><td>• DSM-5
A. 집중력장애, 인식능력의 장애
B. 장애가 단기간에 걸쳐 나타나며, 원래의 집중력과 인지능력의 변화가 있고, 하루의 경과 중에도 변하는 경향이 있음
C. 인지에 부가적인 변화가 있음
D. 기준 A, C의 장애는 기존에 존재하거나 확립된 또는 발생중인 신경인지 장애로는 설명이 잘 되지 않음
E. 병력, 신체진찰 또는 검사소견에서 장애가 다른 의학적 상태, 물질중독 또는 금단, 독성 물질에의 노출, 다발성 원인에 의한 직접적인 생리적 결과로 볼 수 있는 증거가 있음</td></tr>
<tr><td>임상양상</td><td>① 주 증상
• 의식(awareness)이 흐릿해지는 상태로 주의집중력곤란이 핵심증상임
– 주의 집중, 유지 및 이동시키는 능력의 감퇴로 나타남
– 환경, 시간, 그리고 자신에 대한 지남력(orientation)의 감퇴로 나타남
• 비교적 단기간(수 시간 내지 수일)에 발달하며 하루 동안에도 악화와 호전을 반복함
– 주로 외부자극이 줄어드는 밤에 악화됨
② 기타 증상
• 기억감퇴(특히 최근 기억 장애), 지남력저하 및 시공간능력, 지각능력에 장애가 생겨 착각, 환각(주로 환시), 해석 착오 등 인지 기능에 변화가 나타남
• 심하면 혼수(coma)도 나타날 수 있음
• 언어장애
– 사고의 흐름이 지리멸렬하고 체계가 없으며, 말을 토막 내서 하며, 보속증(perseveration)도 보임
• 수면장애
– 불면 또는 과수면, 악몽, 가위눌림 등을 보임
• 여러 형태의 진전(tremor), 쓰기 장애(dysgraphia) 등</td></tr>
<tr><td>경과 및 예후</td><td>• 급성으로 발병하여 증상이 수 시간 내지 수일간 지속됨
– 어떤 경우는 수 주간 지속되기도 함
• 전체적으로 병의 과정은 유동적이고 비교적 짧은 것이 특징임
– 원인질환이 치료되지 않는 경우, 혼수, 경련, 사망에 이를 수도 있음</td></tr>
</table>

치료	• 원인을 확인하고 직접적인 내과적 또는 외과적 처치를 실시함 • 일반적인 대중요법으로 영양, 전해질 및 수분의 균형을 이루도록 함 • 환경적으로 평온을 유지하도록 함 • 대개 입원시키는 것이 좋음 　– 병실은 조용하고 편안해야 함 • 감각자극과 밀접히 연관되어 있으므로 어느 정도 자극이 필요함 　– 밤에도 약한 실내등을 켜두는 것이 좋음 　– 날짜, 장소, 상황 등을 환자가 알 수 있도록 시계, 달력 등을 설치함 • 환자와 평소 잘 알고 있으며 친한 긍정적 관계를 맺었던 사람이 24시간 곁에 있어 주는 것이 좋음 　– 가족과의 유대를 지속시키는 환경의 조성이 중요함

2.3 치매(dementia)

1. 개념 및 역학

개념	• 만성적 또는 진행성 뇌질환에 의한 증후군 　– 기억, 사고, 지남력, 이해력, 계산, 학습능력, 언어능력, 판단력 등 다중의 고차 피질기능의 장애로 나타남 • 알츠하이머(Alzheimer)병, 뇌혈관장애, 기타 뇌기능에 일차적 또는 이차적으로 영향을 주는 상태에서 나타남
역학	• 유병률은 나이가 증가됨에 따라 급격히 증가함 • 최근 노인인구의 증가와 평균수명의 증가 추세에 따라 치매의 유병률도 증가하고 있음 • 알츠하이머 치매는 71.3%, 혈관성 치매는 16.9%, 기타 치매는 11.8%임 • 위험도는 고령자일수록, 남성보다는 여성이, 고학력자보다는 저학력자가 더 높음

2. 원인

원인	• 신경인지장애의 원인으로 70가지 이상의 질환이 알려져 있음 • 가장 흔한 원인적 요인은 뇌조직의 퇴화(degeneration) 　– Huntington병, 다발성 경화증, Parkinson병 　– 노화(알츠하이머형 치매가 가장 흔함)

원인	• 혈관성 장애가 두 번째로 흔함 – 다발성 경색성 치매, 정상뇌압 수두증 • 치매 위험인자 – 조절불가능 인자 : 고연령, 여성, 가족력 – 조절가능 인자 : 알코올, 흡연, 비만, 고혈압, 당뇨 등 • 기타 – 뇌손상 : 만성 지주막하 혈종 등 – 중추신경계 감염 : 신경매독, 결핵성 뇌막염, 바이러스성 뇌염 등 – 독성 대사장애 : 악성 빈혈, 엽산결핍증, 갑상선 기능저하증, bromide중독 등 – 산소 결핍 후 또는 저혈당 후에서도 치매를 볼 수 있음 – 기타 신경계 질환

3. 임상양상

1) 기억장애

개요		• 기억상실은 거의 만성이며 대부분 비가역성임 • 선행성 건망증(anterograde amnesia) 또는 역행성 건망증(retrograde amnesia) 등이 모두 포함됨
진행	초기	• 다른 지적 기능이나 사회생활에 큰 지장은 없음 • 최근 기억 등이 손상됨 • 옛날 기억일수록 더 오랫동안 보존됨 • 도구적 ADL(Instrumental Activities of Daily Living)에 제한이 옴 – 장보기, 소소한 집안일 하기, 재정관리, 음식 만들기, 전화하기, 대중교통 이용, 운전, TV 시청 능력 등 • 동기유발의 결여, 무감동 등을 보임 • 기억상실에 따른 작화증이 나타나기 시작함
	후기 (악화)	• 한 번에 여러 가지 일을 동시에 습득하기 어려워짐 • 대강은 기억하나 자세한 것은 기억하지 못하게 됨 • 이름을 잊고 물건을 잃어버리며 전화번호를 기억하지 못하게 됨 • 인지기능저하와 관련하여 일상생활능력에 장애가 나타남 • 기억장애에 대한 병식도 없어짐 • 언어장애(실어증 등),판단장애, 추상력장애, 지남력장애 등이 나타남 • 추상적 사고(abstract thinking)의 장애가 생김

진행	후기 (악화)	• 단어의 동의어나 반의어를 알지 못함 • 속담풀이를 못함 • 병전 성격이 악화되거나, 적대적, 과민 내지 폭발적인 성격으로 변하는 경우도 흔함 • 신체적 ADL(physical Activities of Daily Living)에 어려움이 생기게 됨 – 대소변 가리기, 옷 입기, 세면이나 목욕 등의 위생처리 능력, 밥 먹기, 이동능력 같은 생존에 필요한 능력 등
행동정신증상 (Behavioral and psychological symptoms of dementia; BPSD)		• 치매 진단을 정식으로 받기 2년 전에 이미 70%의 환자에서 나타남 • 치매의 행동증상의 특징 – 정신병 상태, 공격성, 우울, 불안, 격정, 수면장애 등 – 우울, 불안, 격정(초조) 등 증상은 기억장애가 나타나기 전에 먼저 나타남 • 우울증의 가족력이 있으면 우울증도 나타나기 쉬움 • 정신병적 증상 – 무감동(apathy) : 초기부터 나타나 지속됨 – 내향적이 되고 사람에 대한 관심이 줄어듦 – 환각, 감정고양, 운동장애, 그리고 망상이 나타남 → 기억력저하로 인해 자신의 귀중한 물건을 도둑맞았다고 하는 일이 흔함

2) 신경학적 및 신체 증상

- 초기에는 신경학적 소견이 없음
- 점차 근간대성경련(myoclonus)과 추체외로증상(extrapyramidal symptom)이 나타나기 시작함
  - 경련, 원시적 반사 등

4. 진단

목적	• 원인 치료가 가능한 가역적 치매를 발견하기 위해 • 치매증상의 정도를 파악하기 위해
치매검사	• 인지장애에 대한 screening test – 초기단계의 치매를 감별해 줌 • 간이정신상태검사(Mini-Mental State Examination; MMSE) – 시간지남력(5점), 장소지남력(5점), 언어능력(8점), 시각구성(1점) 등으로 구성 – 이 점수를 근거로 노인장기요양보험 등급판정 또는 항치매 약물치료를 하게 됨 • 치매의 단계를 평가하는 대표적 도구 – 임상치매척도(Clinical Dementia Rating; CDR) – Global Deterioration Scale(GDS)

※ DSM-5 신경인지장애(Neuricognitive Disorder)

주요 신경인지장애 (Major Neuricognitive Disorder)	• 본인 또는 잘 아는 정보제공자 또는 의사가 환자에게 상당한 인지기능저하가 있는 것으로 짐작할 수 있거나, 표준화된 신경심리검사(또는 양적인 임상 측정)에 의해 인지기능수행에 문서화가 가능한 정도의 상당한 손상이 있는 등 복합적인 집중력, 수행능력, 학습과 기억, 언어, 지각-운동, 사회적 인식능력 중 2개 이상의 인지영역에서 이전보다 인지기능이 상당히 저하된 증거가 있을 때, 또한 인지결함으로 인해 요금지불이나 약물관리 등 일상생활을 독립적으로 할 수 없을 때, 그리고 인지결핍이 섬망 상황에서만 나타나는 것이 아니며, 인지결핍이 주요우울장애, 조현병 같은 다른 정신장애로 잘 설명되지 않을 때 진단된다.
경도 신경인지장애 (mild Neuricognitive Disorder)	• 본인 또는 잘 아는 정보제공자 또는 의사가 환자에게 약간의modest 또는 경도mild 인지기능저하가 있는 것으로 짐작할 수 있거나, 표준화된 신경심리검사(또는 양적인 임상 측정)에 의해 인지기능수행에 문서화가 가능한 정도의 약간의 손상이 있을 때 진단된다. 그러나 그러한 인지결함으로 인해 요금지불이나 약물관리 등의 복합적인 도구적 일상생활을 독립적으로 수행 못하지는 않는다. 그리고 그 인지결핍이 섬망 상황에서만 나타나는 것이 아니며, 그 인지결핍이 주요우울장애, 조현병 같은 다른 정신장애로 잘 설명되지 않는다. • 특정형(원인에 따른)으로 알츠하이머병, 전두측두엽 변성, 루이체병, 혈관성병, 외상성 뇌외상, 물질/약물 사용, HIV감염, 프리온(Prion)병, 파킨슨병, Huntington병, 기타 의학적 상태, 다발성 원인, 비특정적 등을 두고 있다.

5. 경과 및 예후

경과 및 예후	• 원인에 따라서 예후가 다름 • 알츠하이머형, 혈관성, 뇌종양, 대사장애, 내분비장애에 의한 치매 등 - 점진적임 • 뇌외상, 심장장애(저산소증), 뇌염 등에 의한 치매 - 급성 • 심혈관계 장애에 의한 치매 - 가역적이어서 대개는 완전히 회복함 • 두부손상, 일산화탄소중독, 뇌경색, 경막하 출혈, herpes simplex 뇌염인 경우 - 건망장애가 영구적일 수 있음 • 병전지능이나 교육수준이 높으면 경과도 양호함 • 불안이나 우울증은 경과를 악화시킴 • 전형적 형태 - 노년기에 나타나 5~10년간 악화하다 사망에 이르게 됨 • 알츠하이머형 치매 - 평균 생존 기간은 8년(1~20년)

6. 치료

일반적 원칙

- 대부분의 경우 치료하기 어렵지만 10~15% 정도가 가역적으로 회복될 수 있음
- 정확한 진단에 따른 적절한 조기 개입 : 식이, 운동, 당뇨와 고지혈증 및 고혈압 치료 등
  - 치매의 경과를 정지시키거나 역전시킬 수도 있음
- 환자 관리
  - 부드럽게 천천히 대하며, 소음이나 환경으로부터의 자극을 줄이고, 갑작스런 직면을 피해야 함
  - 환자의 기억결핍을 보완하는 쪽으로 행동해야 함
  - 반복되는 질문에 기억을 강요하거나 "내가 이미 말하지 않았느냐?"는 식의 대응은 좋지 않음
  - 환자의 무감동적 태도에 대해 적극적으로 활동을 유도함
  - 원인 치료가 중요하므로 원인 규명이 가장 중요함

※ 치매치료의 종합적 대책

치료영역	치료초점	개입
원인이 되는 장애	혈관성 치매	aspirin, ticlopidine
	Parkinson병	selegiline, levodopa, bromocriptine, perglide
	우울증	항우울제, 전기경련치료
	뇌종양	수술, 방사선치료, 약물치료
	뇌수종	뇌심복강단락술(ventriculoperitoneal shunt)
	감염	항생제
인지장애 행동증상	알츠하이머병	donepezil, rivastigmine, galantamine, memantine
	우울	항우울제, 전기경련치료
	정신병	항정신병 약물
	격정	항정신병 약물, trazodone, carbamazepine, 항불안제, propranolol
	불안	항불안제
	불면증	진정수면제
장애의 합병증	경련	항경련제
	폐렴	항생제
	요도감염	항생제
	궤양	예방대책
가족	정신적 고통	상담, 지지단체, 정신과 치료
	탈진	가정간호, 낮간호, 입주요양, 휴식
	경제적 문제	복지지원
	법률문제	법적 자문

협동케어 (collaborative care)	• 일차진료 영역 내에서 여러 전문분야의 전문가가 가족이나 보호자들과 협동하여 팀을 이루어 치매환자를 돌봄
항치매약물 (anti-dementia drugs)	• 약물치료는 대중요법임
정신사회적 치료	• 중등도 이상에서는 지속적인 간호 및 재활치료에 입각해서 치료함 – 환자가 직면하고 있는 스트레스를 감소시킴 – 기능의 결손이 있더라도 남아 있는 건강한 부분을 사용하여 상황에 적응할 수 있도록 도와줌 – 재활이 수반된 정신과적 치료가 필요함 • 환자가 자극이 적은 환경에 있도록 함

2.4 알츠하이머병 치매

1. 개념 및 역학

개념	• 1907년 A. Alzheimer가 처음 기술한 병 • 서서히 진행하는 원발성 퇴행성 뇌질환 – 치매의 원인질병으로 가장 흔하고 현재로서는 원인적 치료가 거의 불가능한 대표적인 병임
역학	• 남녀 중 여성에 더 많음 • 노년기 발명(65세 이상)이 훨씬 많음 – 49세 이전의 발병은 거의 없음 – 나이가 들수록 증가함

2. 원인

• 원인은 미상

3. 유전

• 상당한 유전적 요소가 존재함

병리 소견	① 거시적 소견 • 뇌의 위축, 피질 주름(sulcus)의 편평화, 뇌실의 확장 ② 현미경적 소견 • 다발성 노인성 반점, 신경섬유뭉치, 뇌의 피질 및 피질하 신경 세포의 전반적인 소실(피질과 해마 등), 신경연접 저하(synaptic loss), 그리고 신경세포의 퇴화 등
신경전달물질	• Acctylcholine과 norepinephrine의 감소가 특징

4. 임상양상

• 발병부터 사망까지는 평균 약 10~15년이 걸림

증상의 시작	• 서서히 일정하게 점진적으로 진행함
초기	• 기억장애만 유일한 증세 – 무감동, 일관성 결여, 사회교류로부터의 은둔 등 미묘한 인격변화가 올 수 있음
중간기	• 갖가지 지각장애가 두드러지게 나타남 • 행동이나 인격이 더 명확히 영향을 받음
후기	• 완전히 말이 없어지고 주의력이 결여됨 • 지적 능력의 상실 : 기억력, 판단력, 추상적 사고 • 기타 고유 피질 기능의 장애와 인격 및 행동의 변화가 나타남 • 점차 완전히 자신을 돌볼 수 없는 상태가 되어 사망하게 됨

※ 알츠하이머병의 단계별 증상

1단계 : 1~3년	2단계 : 2~10년	3단계 : 8~12년
• 기억 : 새로운 학습의 장애, 장기회상에 있어서의 경도장애 • 시공간기술 : Topographic disorientation, poor complex constructions • 언어 : Poor word list generation, anomia • 인격 : 무관심, 간간이 과민성 • 정신과적 증상 : 슬픔, 때때로 망상 • 운동기능 : 정상 • 뇌파 : 정상 • CT/MRI : 정상 • PET/SPECT : Bilateral posterior parietal hypometabolism/hypoperfusion	• 기억 : 단기, 장기 기억 모두 심하게 장애 • 시공간기술 : poor constructions, spatial disorientation • 언어 : Fluent aphasia • 계산능력 : Acalculia • Praxis : Ideomotor apraxia • 인격 : 무관심 또는 과민성 • 정신과적 장애 : 간혹 망상 • 운동기능 : Restlessness, pacing • EEG : Slowing of background thythm • CT/MRI : 정상 또는 뇌실확장, sulcus 확장 • PET/SPECT : Blilateral parietal and frontal hypometabolism/hypoperfusion	• 지적기능 : 심한 장애 • 운동기능 : Limb rigidity 및 flexion posture • Sphincter control : 요실금, 변실금 • PET/SPECT : Bilateral parietal and frontal hypometabolism/hypoperfusion

※ DSM-5 알츠하이머병에 의한 신경인지장애(Neurocognitive Disorder Due to Alzheimer's Disease)

A. 주요 또는 경도 신경인지장애의 진단기준에 맞음
B. 1개나 그 이상의 인지영역에서 손상이 서서히 시작하며 서서히 진행함(주요 신경인지장애는 최소 2개 이상의 영역에서 손상이 있을 때 진단됨)
C. 다음과 같이 probable 또는 possible 알츠하이머병의 기준에 맞아야 한다.
- 주요 신경인지장애
  Probable Alzheimer병 아래 두 가지 충족시, 그 외는 Possible Alzheimer병
  1. 가족력이나 유전자검사에서 원인적인 알츠하이머 유전자변이의 증거가 있음
  2. 아래의 세 가지가 나타남
     a. 기억과 학습, 그리고 그 외의 1개 이상의 다른 인지영역에서 뚜렷한 감퇴가 있음(자세한 병력 또는 연속적인 신경심리검사에 근거함)
     b. 인지기능의 감퇴가 오랜 기간 정체됨 없이 지속적이고 서서히 진행됨
     c. 다른 원인이 없음(예 다른 신경퇴행성 또는 뇌혈관 질환이 없거나, 다른 신경학적·정신과적·전신과 질환이 없거나 인지저하될 만한 요인이 없음)
- 경도 신경인지장애
  Probable Alzheimer병은 유전자 검사나 가족력상 원인이 되는 알츠하이머병 유전자 변이의 증거가 있음
  Possible Alzheimer병은 유전자 검사나 가족력상 원인이 되는 알츠하이머병 유전자 변이의 증거가 없으며, 아래의 3항목 모두를 충족시킴
  1. 기억과 학습 감퇴의 명백한 증거
  2. 인지기능이 오랜 기간 정체됨 없이 지속적이고 서서히 감퇴됨
  3. 다른 원인이 없음(예 다른 신경퇴행성 또는 뇌혈관 질환이 없거나, 다른 신경학적·정신과적·전신적 질환이 없거나 인지저하될 만한 요인이 없음)

D. 장애가 뇌혈관장애, 다른 신경퇴행서 질병, 물질의 영향, 또는 다른 정신과적·신경학적 또는 전신적 장애로 더 잘 설명되지 않는다.

2.5 기타 치매

1. 종류 및 개념

혈관성 치매 (vacular dementia)	개념	• 고혈압성 뇌혈관장애, 동맥경화 등을 포함하는 혈관장애에 의한 대뇌의 경색에 의해 뇌가 손상되므로 인해 생기는 인지장애 • DSM-5에서는 혈관성 신경인지장애(Vascular Neurocognitive Disorder)라 함 • 알츠하이머병 치매 다음으로 흔한 치매임 – 보다 일찍 발병하고 남자에 많음
	역학	① 원인 • 흔한 원인은 동맥성 고혈압 • 반복되는 뇌졸중으로 뇌의 여러 부위에 경색이 생김으로써 인지기능이 황폐화되는 것

<table>
<tr><td>혈관성 치매
(vacular dementia)</td><td>역학</td><td>② 임상양상과 진단
• 알츠하이머병과 달리 갑자기 나타나 점진적으로 악화하는 경우가 많음
– 급성 단계적 인지기능의 황폐화가 진행됨
– 뇌졸중 또는 다발성 뇌경색과 더불어, 진행됨
• 경과가 일률적으로 진행되지 않고 중간중간에 안정되거나 심지어 호전되는 기간이 있기도 함
• 작은 혈관의 장애 때는 서서히 진행되기도 함
• 부분적 황폐화로 어떤 기능은 영향을 받고 어떤 부분은 그렇지 않은 양상을 보이기도 함
• 특정
– 기억력, 추상적 사고, 판단력, 충동조절 및 성격장애가 나타남
– 가끔 갑작스러운 웃음과 울음을 보이기도 함
– 구음장애, 삼킴곤란을 동반한 가성연수마비를 볼 수도 있음</td></tr>
<tr><td>전두측두엽
신경인지장애</td><td colspan="2">• DSM-5에서 제시된 새로운 개념의 신경인지장애
• 뇌위축(brain atrophy)과 분명한 신경병리(neuropathology)로 인한 행동과 인격의 변화 또는 언어장애가 특징임
<table><tr><td>피크병에서의 치매
(dementia in pick disease)</td><td>• Arnold Pick 교수가 1892년에 기술함
• 피크병
– 보기 드문 신경변성 장애
– 증상은 실어증과 전두측두엽치매이며, 기타 불안, 대인관계 회피, 인격과 행동의 변화 등을 보임
– 점진적으로 진행하며, 2~10년 내에 사망함
• 병리학
– 전두측두엽의 변성(frontotemporal lobar degeneration)으로 신경세포 내에 tau 단백질이 모여 Pick bodies를 형성함</td></tr></table></td></tr>
<tr><td>루이체
신경인지장애</td><td colspan="2">• DSM-5에서 제시된 새로운 개념의 신경인지장애
• 루이체(Lewy body)
– 구형의 eosinophilic소체임
– 1900년대 초에 F. Lewy에 의해 파킨슨병 환자의 피질하구조에서 발견됨
– 비정상적인 단백질 덩어리들인 '루이소체'가 신경세포들을 죽이면서 진행됨
– 가장 흔한 증상 → 환시와 환청
– 파킨슨병과 같은 운동 장애를 동반하기도 함
– 치매 증상
→ 인지기능, 기억력 저하 등의 심한 변동
→ 환각, 환시, 환청, 망상
→ 파킨슨병 증상 동반
→ 수면 장애</td></tr>
</table>

뇌외상에 의한 신경인지장애	• 원인 – 개방성 두부외상, 뇌좌상, 뇌출혈, 산소결핍 등에 의한 광범위한 뇌손상 예 장기간 두부손상을 받은 권투선수의 펀치드렁큰 증후군
물질/약물 유도성 신경인지장애	• DSM-5에서 제시된 새로운 개념의 신경인지장애 • 많은 종류의 약품이나 독극물들이 중추신경계에 각종 장애를 유발할 수 있음 • 심한 경우 뇌손상을 일으켜 치매상태에까지 이르게 할 수 있음 • 신경안정제, 수면제, 항우울제, 정신자극제, 환각제 등과 같은 약물들 – 과량 사용 시 중독상태에 이르거나 그로 인한 지속적인 치매를 유발할 수 있음 • 독극물의 중독 – 산업화로 인한 가스, 화학물질, 중금속, 살충제 등 **연탄가스 중독과 후유증** • 과거 우리나라에서 연탄을 사용하였을 때 많이 발병하였던 중독 • 최근에는 자살목적으로 연탄이나 자동차 배기가스를 사용하면서 발생함 • 연탄가스 중독 – 혈색소가 연탄이 타면서 발생한 일산화탄소와 결합하여 methemoglobin이 되어 산소운반능력이 감소하므로 산소결핍에 의한 급성 뇌증후군이 발생함
HIV 감염에 의한 신경인지장애	• 질병의 마지막 단계에서는 치매와 정신병적 장애가 발생함
프리온병에 의한 신경인지장애	• 프리온(prion) – 감염성 단백질 – 일종의 슬로바이러스라고도 함 → 핵산이 없어 실은 바이러스는 아님 – 프리온 단백질(또는 펩티드)은 post-translational modifications 과정에서 잘못된 단백질임 • 인체 내에서 다른 정상적 단백질들을 비정상적으로 folding시켜 프리온 형태로 만들고 이런 과정이 연쇄적으로 증식함
파킨슨병에 의한 신경인지장애	• 선조체와 흑질의 퇴행성 병변에 의한 것 • 추체외로계증상과 치매, 그리고 우울증이 나타남
헌팅턴병에 의한 신경인지장애	• 30대 이후 발병 • 발병 후 10～15년 후에 사망함 • 만성적 진행성 우성유전질환임 • 미상핵과 피각의 작은 세포탈락에 의한 심한 뇌실확대 • 담창구와 흑질에 GABA가 감소되어 있는 것이 특징 • 뇌영상에서 기저핵의 위축이 발견됨 • 보통 40세경부터 서서히 발병하며 점진적으로 진행함

2. 경과 및 예후

경과 및 예후	• 원인에 따라서 예후가 다름
	• 알츠하이머형, 혈관성, 뇌종양, 대사장애, 내분비장애에 의한 치매 등
	  – 경과가 점전적임
	• 뇌외상, 심장장애(저산소증), 뇌염 등에 의한 치매
	  – 급성으로 진행됨
	• 측두엽뇌전증, 전기경련치료, benzodiazepine이나 barbiturate에 의한 장애, 심혈관계 장애에 의한 치매
	  – 가역적이어서 대개 완전히 회복함
	• 두부손상, 일산화탄소중독, 뇌경색, 경막하 출혈, herpes simplex 뇌염에 의한 치매
	  – 건망장애는 영구적일 수 있음
	• 병전 지능이나 교육수준이 높을 경우
	  – 경과도 양호함
	• 불안이나 우울증이 있는 경우
	  – 결과를 악화시킴
	• 전형적인 치매
	  – 노년기 치매의 경우 5～10년간 악화하다 사망에 이르게 됨
	• 알츠하이머형 치매
	  – 평균 생존은 8년(1～20년)임

3. 치료

일반적 원칙	• 대부분의 경우 치료하기 어려움
	  – 10～15% 정도가 가역적으로 회복될 수 있음
	• 정확한 진단에 따른 적절한 조기개입
	  – 치매의 경과를 정지시키거나 역전시킬 수도 있음

협동케어 (collaborative care)	• 일차진료 영역 내에서 여러 전문분야의 전문가가 가족이나 caregiver들과 협동하는 팀 • 과다한 약물치료를 줄일 수 있음
항치매약물 (anti-dementia drugs)	• 약물치료는 대증요법임
행동정신증상(BPSD) 치료	• 약물치료가 최우선적 치료법(treatment of choice)임

정신사회적 치료	• 치매 치료는 단계 및 증상의 심각도에 따라 다름 • 중등도 이상 – 지속적인 간호 및 재활치료에 입각해서 치료함 – 환자가 직면하고 있는 스트레스를 감소시킴 – 기능의 결손이 있더라도 남아 있는 건강한 부분을 사용하여 상황에 적응할 수 있도록 도와주는 재활이 수반된 정신과적 치료가 필요함 – 환자가 규칙적인 생활을 할 수 있도록 함 – 인지장애, 자존심과 자아기능의 결핍, 애도반응, 장애를 받아들이도록 함 – 남은 기능의 극대화 – 환자의 건강한 정신부분을 강화시킴 – 무리한 방어기제에 대해 도움을 줄 수 있음 – 기억회복 후 정신치료를 시행하여 기억상실 경험을 일상생활에 통합하도록 도와줌 – 개인의 욕구/필요에 따라 디자인된 정신사회적 개입이 효과적임
가족에 대한 지지	• 가족이나 돌보는 사람들은 일정한 교육이 필요함
예방	• 치매의 예방은 예방가능한 장애가 원인일 때 가능함 • 알츠하이머병을 예방하는 증거는 아직 알려진 바 없음

4. 대표적 치매 평가

1) 치매임상평가척도(Clinical Dementia Rating; CDR)

(1) 개요

내용	① 치매 정도를 평가함 ② 치매와 관련된 6가지 영역을 평가함 • 기억력, 지남력, 판단력과 문제해결능력, 사회활동, 집안생활과 취미, 위생 및 몸치장
대상	• 치매 의심 노인 및 치매 환자
특징	• 치매 환자의 인지, 사회기능 등을 전반적으로 평가할 수 있음

점수 산출 방법	① 총점 계산법 • 5단계 척도 검사 – 점수는 0~3점 – 총점은 18점 • 확장된 검사(expanded CDR) – 7단계 척도로 점수는 0~5점 – 총점은 30점 – 총점이 높을수록 치매 정도가 심하다는 것을 의미함 ② 기억력 중심의 임상단계를 설정 방법 • 치매검사에서 가장 중요한 영역인 기억력을 중심으로 임상 단계를 설정하는 것 • 기억력 이외의 다섯 영역들 중 최소한 두 가지 영역이 기억력과 같은 점수 일 때 동일한 점수가 제공됨 – 기억력 점수 등급이 전반적 CDR 등급 점수와 동일한 점수가 됨

(2) 점수 및 해석

CDR	• 0 : 치매 아님 : none • 0.5 : 치매의심 : questionable • 1 : 경도 : mild • 2 : 중등도 치매 : moderate • 3 : 심한 치매 : severe • 4 : 매우 심함 : profound • 5 : 말기 치매 : terminal

(3) CDR 점수 산정법

점수 산출 방법		설명
방법 1	점수 합계를 이용한 방법 CDR-SB	• 여섯 영역 점수의 합

<table>
<tr><th colspan="2">점수 산출 방법</th><th>설명</th></tr>
<tr><td>방법 2</td><td>5단계 척도에서 기억력 점수를 기준으로 한 CDR 점수 판정</td><td>① 기억력 점수 = CDR
• 기억력 점수 외 다섯 가지 영역 중 최소 두 가지 영역이 기억력과 같은 점수일 경우
• 한 개 또는 두 개의 영역이 기억력 점수와 일치하고, 나머지영역 점수가 기억력을 중심으로 양분되어 각각 두 개 이하로 흩어진 경우
② 기억력 점수가 0인 경우
• CDR = 0
– 다른 영역도 모두 0이거나 한 영역이 0.5인 경우
• CDR = 0.5
– ‘CDR = 0’에 해당되지 않는 경우
③ 기억력 점수가 0.5인 경우
• CDR = 1
– 나머지 영역 중 적어도 세 가지 이상이 1인 경우
• CDR = 0.5
– ‘CDR = 1’에 해당되지 않는 경우
④ 기억력 점수가 1, 2, 3인 경우
• 기억력을 제외한 다섯 가지 영역 중 세 가지 이상에서 점수가 같을 경우
– 기억력 점수가 CDR 점수임
• 세 가지 영역의 점수가 기억력보다 클 경우/두 가지 영역이 기억력보다 작을 경우(또는 반대의 경우)
– 기억력 점수를 전체 CDR 점수로 함
⑤ 기억력 외 5가지 영역이 기억력 점수보다 크거나 작을 경우
• 기억력 점수에 가장 가까운 점수를 CDR 점수로 함
예 기억력과 한 가지 영역 3. 두 영역 2. 남은 두 영역 1인 경우 ‘CDR = 2’
⑥ 기억력 점수가 1이며 나머지 영역이 모두 0인 경우
• ‘CDR = 0.5’가 됨
⑦ 기억력이 0.5 이상인 경우
• ‘CDR = 1’이 될 수 없음</td></tr>
</table>

※ **한국판 확장된 치매임상평가척도**(Expanded Clinical Dementia Rating)

	CDR 0	CDR 0.5	CDR 1	CDR 2	CDR 3	CDR 4	CDR 5
기억력	기억장애가 전혀 없거나 경미한 건망증이 때때로 나타남	경미하지만 지속적인 건망증; 사건의 부분적인 회상만 가능; "양성 건망증"	중등도의 기억장애; 최근 것에 대한 기억장애가 더 심함; 일상생활에 지장이 있음	심한 기억장애; 과거에 반복적으로 많이 학습한 것만 기억; 새로운 정보는 금방 잊음	심한 기억장애; 부분적이고 단편적인 사실만 보존됨	부분적인 사실조차도 보통 잊어버림; 난해하거나 부적절한 말을 사용하기 때문에 기억력을 검사하기 힘든 경우가 잦음	의미 있는 기억 기능이 전혀 없음; 이해력이 없거나 둔한 경우가 잦음
지남력	정상	시간에 대한 경미한 장애가 있는 것 외에는 정상	시간에 대해 중등도의 장애가 있음; 사람과 장소에 대해서 검사상으로는 정상이나 실생활에서 길찾기에 장애가 있을 수 있음	시간에 대한 지남력은 상실되어 있고 장소에 대한 지남력 역시 자주 손상됨	사람에 대한 지남력만 유지되고 있음	자신의 이름에 대해서만 때때로 반응함	자신에 대한 인식이 전혀 없음
판단력과 문제해결 능력	일상생활의 문제를 잘 해결하고 사업이나 재정문제도 잘 처리함; 과거에 비해 판단력은 아직 좋음	문제해결능력, 유사성, 상이성 해석에 대한 경미한 장애	문제해결능력, 유사성, 상이성 해석에 대한 중등도의 장애; 사회생활에 대한 판단력은 대부분 유지되어 있음	문제해결, 유사성, 상이성 해석에 심한 장애; 사회생활에서의 판단력이 대부분 손상됨	판단이 문제해결이 불가능함	단순한 지시나 명령에 대해서도 수행할 능력이 없음	문제에 대한 인식이나 주변 환경에 대한 이해가 전혀 없음
사회활동	직장생활, 물건사기, 자원봉사, 사회적 활동 등에서 보통수준의 독립적 기능이 가능한	이와 같은 활동에 있어서의 장애가 의심되거나 약간의 장애가 있음	이와 같은 활동의 일부에 아직 참여하고 있고 언뜻 보기에는 정상활동을 수행하는 것처럼 보이나 사실상 독립적인 수행이 불가능함	집 밖에서 독립적인 활동을 할 수 없으나 외견상으로는 집 밖에서도 기능을 잘 할 수 있어 보임	집 밖에서 독립적인 활동을 할 수 없고 외견상으로도 가정을 떠나 외부에서는 정상적인 기능을 할 수 없어 보임	어떠한 사회적 상황에서도 의미 있는 참여를 할 수 없음	어떠한 활동에도 참여할 수 없음
집안생활과 취미	집안생활, 취미생활, 지적인 관심이 잘 유지되어 있음	집안생활, 취미생활, 지적인 관심이 다소 손상되어 있음	집안생활에 경하지만 분명한 장애가 있고, 어려운 집안일은 포기된 상태임. 복잡한 취미나 흥미(예를 들어 바둑)는 포기됨	아주 간단한 집안 일만 할 수 있고, 관심이나 흥미가 매우 제한됨	집안에서 의미 있는 기능 수행이 없음	어떠한 취미 활동이나 집안일에도 의미 있는 참여를 할 수 없음	어떠한 활동에도 전혀 참여할 수 없음

※ **한국판 확장된 치매임상평가척도(Expanded Clinical Dementia Rating)** (계속)

	CDR 0	CDR 0.5	CDR 1	CDR 2	CDR 3	CDR 4	CDR 5
위생 및 몸치장	정상	정상	가끔 개인위생에 대한 권고가 필요함	옷 입기, 개인 위생, 개인 소지품의 유지에 도움이 필요함	개인위생과 몸치장의 유지에 많은 도움이 필요하며, 자주 대소변의 실금이 있음	옷 입기나 식사를 하려는 시도는 있음; 도움 없이 이동하지 못함	식사 시 먹여주어야 함; 누워 지내는 상태임

CDR ____________

CDR-SB ____________

* CDR 5점 척도(0, 0.5, 1, 2, 3)는 확장형 CDR(0, 0.5, 1, 2, 3, 4, 5)의 CDR 4와 5척도가 없는 것으로 0~3까지는 내용이 동일함

2) 전반적 퇴화척도(Global Deterioration Scale; GDS)

목적	• 치매 환자 또는 치매의심 환자의 인지 수준을 측정 – 임상 양상과 손상 장애 수준을 평가함
대상	• 치매 환자 또는 인지 장애가 의심되는 환자
특성	① 임상 양상 및 인지 장애를 판단함 • GDS 단계를 결정함 ② 타 질환과 감별에 사용됨
결과 해석	(아래 표 참조)

단계	결과 해석	CDR 점수
1	인지장애 없음(no cognitive decline)	CDR 0
2	매우 경미한 인지장애(very mild cognitive decline)	CDR 0.5
3	경미한 인지장애(mild cognitive decline)	
4	중도의 인지장애(moderate cognitive decline)	CDR 1
5	초기 치매 수준의 인지장애(moderately cognitive decline)	
6	중기 치매 수준의 인지장애(severe cognitive decline)	CDR 2
7	말기 치매 수준의 인지장애(very severe cognitive decline)	CDR 3

단계별 특징	1 단계	• 임상적으로 정상임 • 기억장애를 호소하지 않음 • 면담 시에도 기억장애는 나타나지 않음
	2 단계	• 건망증 시기임 • 증상 – 면담 시 기억장애의 객관적 증거는 없음 – 전에 잘 알던 사람의 이름을 기억하지 못함 – 자주 사용하는 물건을 어디에 놓았는지 기억하지 못함 – 일과 사회생활에서 문제가 드러나지 않지만 환자 자신의 증상에 관심을 보이기 시작함
	3 단계	• 분명한 기억장애를 보임 • 최초로 나타나는 임상적 문제들에 직면함 • 숙련된 상담자와 면담 시 객관적인 기억장애가 관찰됨 • 증상 – 단어나 이름의 회상이 어려움 – 귀중품을 엉뚱한 곳에 두거나 잃어버림 – 처음 가는 낯선 곳에서 길을 잃어버림 – 자신의 증상들을 부인하기도 함 – 방금 전 소개 받은 사람의 이름을 기억하지 못함 – 독서 후 기억하는 양이 전보다 현저히 줄어듦 – 과거 가능했던 직업적, 사회적 기능을 수행의 어려움으로 불안이 나타남
	4 단계	• 후기 혼동 단계임 • 면담 시 분명한 인지장애가 나타남 • 증상 – 자신의 증상을 부정함 – 감정의 둔화가 나타남 – 돈 관리에 어려움이 있음 – 면담 시 과거기억의 문제가 발생함 – 순차적 숫자 빼셈 수행 시 집중력 장애가 나타남 – 혼자 여행하는 것에 어려움이 있음 – 도전적 상황을 회피하는 경향을 보임 – 최근의 일들과 현재 사건들에 대한 정보가 감소함 – 복잡한 일에 있어 비효율적이고 수행이 어려움

<table>
<tr><td rowspan="3">단계별 특징</td><td>4 단계</td><td>• 기타
– 익숙한 길을 다닐 수 있음
– 시간과 사람에 대한 지남력이 있음
– 아는 사람과 낯선 사람을 구분할 수 있음</td></tr>
<tr><td>5 단계</td><td>• 초기 치매 단계임
– 다른 사람의 도움이 반드시 필요함
• 증상
– 시간이나 장소에 대한 기억의 손상이 나타남
예) 날짜, 요일, 계절 등
– 자신의 삶과 관련된 중요한 내용들을 기억하지 못함
예) 집, 주소, 전화번호, 가까운 가족의 이름, 자신이 졸업한 학교의 이름 등
– 고등교육을 받은 사람이 순차적 뺄셈을 못함
예) 40에서 4씩 빼기, 20에서 2씩 빼기
– 시기에 적절한 옷 선택하기가 어려움
• 기타
– 자신이나 타인에 대한 중요한 정보는 기억함
– 자신의 이름, 배우자와 자녀의 이름은 기억함
– 화장실 사용이나 식사에 도움은 필요로 하지 않음</td></tr>
<tr><td>6 단계</td><td>• 중기의 치매 단계임
• 증상
– 최근의 사건들이나 경험들을 기억하지 못함
– 과거 기억의 일부를 기억하지만 매우 피상적임
– 자신이 의존하고 있는 배우자의 이름을 기억하지 못함
– 상황, 주변 환경, 연도, 계절을 알지 못함
– '1부터 10까지' 셀 수 없음(혹은 '10부터 1까지' 셀 수 없음)
– 일상생활에 상당한 도움이 필요함
예) 대소변의 실금
– 외출 시 도움이 필요함
◦ 가끔 익숙한 곳은 혼자 갈 수도 있음
– 밤낮의 리듬이 자주 깨짐
– 성격과 감정의 변화가 심함</td></tr>
</table>

<table>
<tr><td rowspan="2">단계별 특징</td><td>6 단계</td><td>• 자주 나타나는 행동의 문제
– 망상적 행동
예) 배우자가 부정하다고 믿음. 주위에 마치 사람이 있는 것처럼 대화함, 거울에 비친 자신과 대화함
– 강박적 증상
예) 단순한 바닥 쓸기 행동의 반목
– 불안, 초조, 과거에 없었던 난폭한 행동
– 의지 상실
◦ 목적을 두고 행동할 만큼의 사고능력이 없기 때문
• 기타
– 대부분 자신의 이름은 기억함
– 아는 사람과 낯선 사람은 구분함</td></tr>
<tr><td>7 단계</td><td>• 후기 치매 단계임
• 증상
– 언어능력이 상실되어 말을 하지 못함
◦ 웅얼거리는 수준
– 요실금이 있고 화장실 사용과 식사에도 도움이 필요함
– 기본적 정신운동능력이 상실됨
예) 걷기가 불가능함
• 뇌가 더 이상 신체를 조절하지 못하는 것처럼 보임
• 전반적인 대뇌겉질성 증상이 나타남
• 국소적 신경학적 징후나 증상도 자주 나타남</td></tr>
</table>

※ 치매 vs 섬망 비교

	치매	섬망
발병	만성적, 점진적	급성적
초기의식	의식의 장애가 없음	의식의 문제가 발생함
각성	정상	격정, 혼미
진행	진행적(황폐화)	가역적

S.U.M.M.A.R.Y

1. 섬망(delirium)

1) 개요

(1) 급성적이고 광범위한 비특이적인 기질적 뇌증후군

(2) 핵심증상

- 의식, 주의, 지각, 사고, 기억, 정신운동행동(psychomotor behaviour), 감정, 수면, 각성 주기 등

(3) 장애기간이 다양하며, 심각도 정도 역시 다양함

2) 임상양상

(1) 의식(awareness)이 흐릿해지는 상태로 주의집중력곤란이 핵심증상임

① 주의 집중, 유지 및 이동시키는 능력의 감퇴로 나타남

② 환경, 시간, 그리고 자신에 대한 지남력(orientation)의 감퇴로 나타남

(2) 비교적 단기간(수시간 내지 수일)에 발달하며 하루 동안에도 악화와 호전을 반복함

- 주로 외부자극이 줄어드는 밤에 악화됨

3) 경과 및 예후

(1) 급성으로 발병하여 증상이 수시간 내지 수일간 지속됨

(2) 전체적으로 병의 과정은 유동적이고 비교적 짧은 것이 특징임

4) 치료

(1) 원인을 확인하고 직접적인 내과적 또는 외과적 처치를 실시함

(2) 일반적인 대중요법으로 영양, 전해질 및 수분의 균형을 이루도록 함

(3) 환경적으로 평온을 유지하도록 함

2. 치매(dementia)

1) 개념

(1) 만성적 또는 진행성 뇌질환에 의한 증후군

(2) 알츠하이머(Alzheimer)병, 뇌혈관장애, 기타 뇌기능에 일차적 또는 이차적으로 영향을 주는 상태에서 나타남

2) 임상양상

(1) 기억장애

① 초기

- 다른 지적 기능이나 사회생활에 큰 지장은 없음
- 최근 기억 등이 손상됨
- 옛날 기억일수록 더 오랫동안 보존됨

- 도구적 ADL(Instrumental Activities of Daily Living)에 제한이 옴
  - 장보기, 소소한 집안일 하기, 재정관리, 음식 만들기, 전화하기, 대중교통 이용, 운전, TV 시청 능력 등
- 동기유발의 결여, 무감동 등을 보임
- 기억상실에 따른 작화증이 나타나기 시작함

② 후기(악화)
- 한 번에 여러 가지 일을 동시에 습득하기 어려워짐
- 대강은 기억하나 자세한 것은 기억하지 못하게 됨
- 이름을 잊고 물건을 잃어버리며 전화번호를 기억하지 못하게 됨
- 인지기능저하와 관련하여 일상생활능력에 장애가 나타남
- 기억장애에 대한 병식도 없어짐
- 언어장애(실어증 등), 판단장애, 추상력장애, 지남력장애 등이 나타남
- 추상적 사고(abstract thinking)의 장애가 생김
- 단어의 동의어나 반의어를 알지 못함
- 속담풀이를 못함
- 병전 성격이 악화되거나, 적대적, 과민 내지 폭발적인 성격으로 변하는 경우도 흔함
- 신체적 ADL(physical Activities of Daily Living)에 어려움이 생기게 됨
  - 대소변 가리기, 옷 입기, 세면이나 목욕 등의 위생처리 능력, 밥 먹기, 이동능력 같은 생존에 필요한 능력 등

3) 치매검사

(1) 간이정신상태검사(Mini-Mental State Examination; MMSE)

(2) 치매의 단계를 평가하는 대표적 도구

① 임상치매척도Clinical Dementia Rating; CDR

② Global Deterioration Scale(GDS)

4) 치료

(1) 일반적 원칙

① 대부분의 경우 치료하기 어렵지만 10～15% 정도가 가역적으로 회복될 수 있음

② 정확한 진단에 따른 적절한 조기 개입 : 식이, 운동, 당뇨와 고지혈증 및 고혈압 치료 등
- 원인 치료가 중요하므로 원인 규명이 가장 중요함

2024 OCCUPATIONAL THERAPY

OCCUPATIONAL THERAPY

3 C·H·A·P·T·E·R

조현병

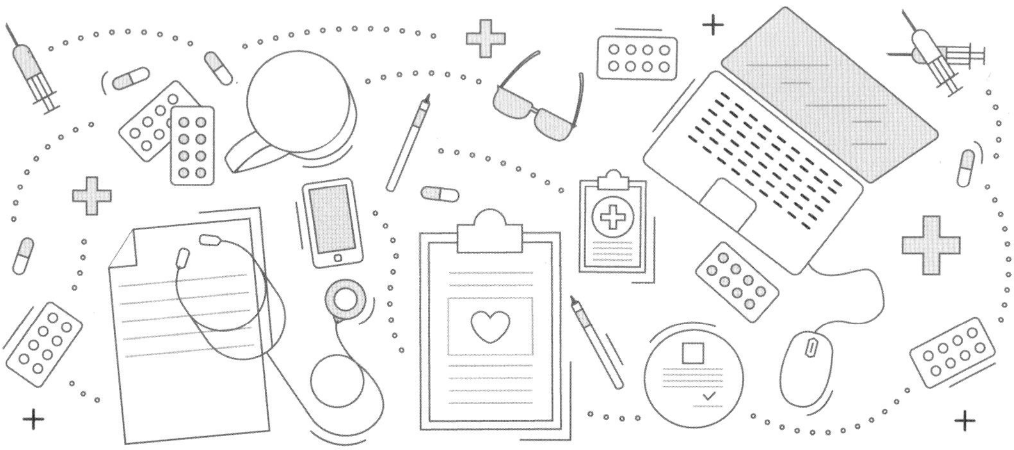

꼭!
알고 넘어가기!!

- 사고장애 및 지각장애의 내용을 이해해야 한다.
- 감정의 장애에 대한 내용들을 이해해야 한다.
- 임상 유형별 특징과 진단 기준을 잘 이해해야 한다.

3.1 개념 및 원인

개념	• 뇌의 기질적 이상은 없는 상태에서 사고, 정동, 지각, 행동 등 인격의 여러 측면에 와해를 초래하는 뇌기능 장애
원인	• 뚜렷한 원인으로서 밝혀진 것은 없음

3.2 임상양상

1. 사고의 장애

1) 사고과정의 장애

사고의 비약 (flight of idea)	• 연상활동이 지나치게 빨라 대상자의 생각과 대화가 한 주제에서 다른 주제로 빠르게 진행되는 현상
연상의 이완 (looseness of association)	• 사고가 단편적으로 보임 • 하나의 생각이 다음 생각으로 분명하게 연결되지 못함
지리멸렬	• 사고의 논리성이 없어 말의 앞뒤가 맞지 않고 일관성이 없음 • 횡설수설함
지연(retardation)	• 연상속도가 느리거나 때로는 연상이 거의 이루어지지 않아 사고가 원활하지 못함
두절(blocking, 차단)	• 뚜렷한 이유 없이 사고의 흐름이나 문장이 중간에서 갑자기 정지 됨

사고의 박탈 (deprivation of thinking)	• 사고의 단절이 매우 심해 아예 처음부터 전혀 생각나지 않는 것
우회증 (circumstantiality)	• 의도했던 사고 목표에 도달하지만 여러 가지 불필요한 내용으로 탈선하여 빙빙 돎
사고의 이탈 (tangentiality)	• 빗나간 사고가 다시 중심 요점으로 돌아오지 못 해 결과적으로 처음 의도한 생각이나 목표에 도달하지 못함
보속증 (perseveration)	• 화제를 바꾸려는 노력과 새로운 자극에도 불구하고 떠올랐던 생각이 계속해서 떠올라 사고의 진행이 제자리에서 맴돌고 더 이상 진전되지 않는 현상
음송증 (verbigeration)	• 언어의 상동증 • 의미 없는 말을 지속적으로 반복함
고도의 추상적 사고 (abstract thinking)	• 수학적 계산이나 과학적 사고와 같은 특정한 어느 분야에 고도의 추상능력이 있는 경우
word salad	• 지리멸렬의 극심한 형태 • 전혀 무관해 보이는 일련의 단어들만 나열함
실어증(aphasia)	• 좌측 뇌반구의 손상으로 오는 언어 장애
연상(clang association)	• 음이 비슷한 것끼리 계속 반복하는 현상

2) 사고 형태의 장애

개요	• 사고가 비논리적이고, 추상적 이해가 어려움 • 구체적인 경우가 많아 개념형성이 어려움 • 연상의 이완이 나타남
자폐적 사고 (autistic thinking)	• 외계의 현실에는 전혀 무관심하거나 무시함 • 자신만의 세계를 구축 • 자기중심적이고 고도로 상징적임 • 현실을 무시한 비논리적 사고
마술적 사고 (magical thinking)	• 개인의 생각이 상황, 사람, 사건을 통제한다는 신념
신어조작증 (neological)	• 자신에게는 특별한 의미가 있으나 듣는 사람에게는 의미가 없는 새로운 말을 생성

3) 사고내용의 장애

<table>
<tr><td>환상(fantasy)</td><td colspan="2">• 바라거나 기대해 온 것에 대한 비현실적인 생각</td></tr>
<tr><td rowspan="14">망상
(delusion)</td><td colspan="2">• 이유나 논리로 교정되어질 수 없는 논리적으로 그릇된 믿음
• 교육정도나 환경과는 관계없음
• 종류 : 괴이한 망상(bezarre delusion), 관계망상, 피해망상, 과대망상, 질투망상 등</td></tr>
<tr><td>과대망상</td><td>자신이 신, 대통령, 중요인물, 특수인, 도사, 초능력 보유자 등 과대한 능력, 신분, 처지에 있는 것으로 생각</td></tr>
<tr><td>관계망상</td><td>현실적으로 아무런 관계가 없는 타인이나 사건 사물에 대하여 자신과 모종의 관계가 있다고 생각</td></tr>
<tr><td>피해망상</td><td>주변환경, 사람이 자신을 괴롭히거나 감시, 독살, 미행, 추적한다고 생각</td></tr>
<tr><td>애정망상</td><td>비현실적인 애정관계를 주장, 의처증이나 의부증이 있음</td></tr>
<tr><td>사고망상</td><td>내 생각이 빠져나간다거나 어떤 생각이나 느낌, 사실이 내 머릿속으로 들어간다거나 서로 텔레파시가 통한다고 생각</td></tr>
<tr><td>종교망상</td><td>종교적 내용의 망상</td></tr>
<tr><td>신체망상</td><td>자신의 신체에 대한 망상, 특수한 기능이 있다거나 모양이 특수하다거나 있는데 없다고 하거나 없는데 있다고 하는 것</td></tr>
<tr><td>질병망상</td><td>자신이 병에 걸렸다는 망상</td></tr>
<tr><td>조종망상</td><td>외부의 존재가 자신의 생각이나 느낌, 행동을 조정한다는 생각</td></tr>
<tr><td>사고주입</td><td>누군가 자신에게 생각을 주입한다는 망상</td></tr>
<tr><td>사고전파</td><td>자신의 생각이 전파되어 모든 사람이 알게된다는 망상</td></tr>
<tr><td>사고위축</td><td>사고가 위축된다는 망상</td></tr>
<tr><td colspan="2"></td></tr>
<tr><td>강박적 사고</td><td colspan="2">• 원치 않는 사고들이 계속해서 의식 위로 떠올림
• 논리적인 사고나 이성적 노력으로 없어지지 않음</td></tr>
</table>

2. 지각의 장애

지각의 변화	• 자신을 포함하여 주변의 모든 사물들이 이상하게 변형되어 보임 　– 빛을 내뿜거나 눈부시고, 윤곽이 지나치게 뚜렷해 보이기도 함 　– 소리의 강도도 전과는 다르게 들림 • 시간이 매우 빨리 지나가고 주위의 모든 움직임이 너무 빠르게 느껴지기도 함
착각과 환각	① 착각(illusion) 　• 환경 내의 실제 대상에 대한 잘못된 지각

착각과 환각	② 환각(hallucination) • 외부의 자극이 없는데 발생되는 감각 또는 영상을 말함 • 환청, 환시, 환취, 환미, 환촉 • 1급 증상 – 가청사고 : 생각이 들리는 환청 – 논쟁하는 목소리 환청 – 환자의 행동을 언급하는 환청

3. 감정의 장애

부적절한 감정표현 (inappropriate affect)	• 상황과 일치하지 않는 감정의 표현 • 문화적 기대와도 일치하지 않음
감정의 둔마 (blunted affect)	• 정서적 반응이 상황에 적절하나 기대한 만큼 강하지 않음
무미건조한 정서 (flat affect)	• 정서적 표현이 없음 • 얼굴은 백지 같고 마스크를 쓴 것 같음
무쾌감증(anhedonia)	• 즐거움의 느낌을 상실함
불안정한 기분 (mood lability)	• 감정이 빠르게 동요함
양가감정(ambivalence)	• 동시에 상반된 두 가지 감정을 가짐
무감동(apathy)	• 외부사건에 무관심하고 감정표현을 전혀하지 못함

4. 충동조절, 의욕 및 행동의 장애

행동의 변화	① 긴장증(catatonic) • 자발적인 운동이 없거나 극도의 초조성 흥분을 나타냄 ② 납굴증(waxy flexibility) • 취해진 어떤 자세를 계속 유지하는 상태 ③ 자동증(automatism) • 자신의 의지는 전혀 없이 요구에 따라 천천히 딱딱한 자세로 운동기능을 수행 ④ 거절증(negativism) • 모든 요구에 대하여 극도로 반대 자세를 취하고 사실상 요구된 것에 반대로 행동

행동의 변화	⑤ 상동증(stereotype) : 운동의 반복적인 유형 • 타인의 행동을 모방한 것일 수도 있음 ⑥ 무의욕증(avolition) • 과제를 수행하려는 동기가 전혀 없는 상태 ⑦ 반향언어(echolalia) / 반향행동(echopraxia) • 말이나 행동을 흉내내는 행동 ⑧ 현기증(mannerism) • 동일한 자세, 언어, 옷차림을 그대로 유지하려는 행동

5. 기타

의식, 기억력 및 지적 능력의 장애	• 의식수준의 손상은 없으며, 사람, 장소, 시간에 대한 지남력은 유지되어 있음 • 기억력의 장애를 보이는 경우는 없다고 함
양성·음성증상	① 양성증상 • 정상기능이 과도하게 드러나고 심하게 왜곡됨 • 환각, 망상, 와해된 언어, 연상의 이완, 괴상한 행동 ② 음성증상 • 정상기능의 완전한 상실이나 감소가 나타나며 예후와 경과가 나쁨 • 언어의 빈곤, 무쾌감증, 무감동, 불량한 몸차림, 정서의 둔마, 사회적 위축, 무의욕, 주의력 손상 등
자살	• 환자에 있어 반드시 염두에 두어야 할 위험 • 조울정신병 환자의 자살 위험성이 더 높지만 실제로 자살해 버리는 확률은 정신분열병(조현병) 환자에서 더 높음
전구증상	• 수개월 내지 수년에 걸쳐 서서히 발병함 • 대개 조용하고 수동적이며 내성적임 • 발병 전 주위 사람들에게 뭔가 변했다는 인상을 받으며, 추상적 사고, 철학, 종교 등에 심취하기도 함 • 괴상한 생각과 행동, 감정반응 및 착각 등을 보임
폭력	• 감퇴된 사회적 감수성과 걱정으로 인해 충동장애를 보임 • 대개 심한 피해는 주지 않으나 1%에서 심한 폭력이 나타남 • 살인 등 범죄율은 일반인에 비해 높지 않음(메스컴에서 과장됨)

6. 임상유형 및 진단

편집성
(paranoid)
	• 다른 유형들보다 늦게 발병
	  – 30대 전후에 발병하는 경우가 많음
	• 교육을 많이 받은 층에서 호발함
	• 주로 청각적 환각 및 지각장애를 동반하는 편집증형 망상이 지배적임
	• 정동, 의지 및 언어 장애와 긴장성 증상은 없거나 비교적 미미함
	• 망상
	  – 주로 관계망상, 피해망상, 과대망상이 많음
	  – 건강염려성 망상, 우울망상, 애정망상 등도 나타남
	  – 망상이 체계화되어 있는 경우가 많음
	• 상대방에게 긴장되어 있고 의심이 많고 숨기는 것이 많다는 인상을 줌
	• 때로는 상대방에게 적대적이고 공격적일 수도 있음
	• 지능
	  – 정신병으로 인한 장애를 받지 않음
	  – 때로는 그런대로 사회생활을 적절히 영위함
	  – 20대 혹은 30대 후반까지 사회생활을 하는 데 큰 문제가 없어 결혼을 하고 직장을 가지는 경우도 많음
	  – 다른 아형들보다 퇴행이 덜 일어남
	  – 다른 아형들과 비교해 대체로 예후가 좋음

파과형
(hebephrenic)
	• 대개 어린 나이에 발병함
	  – 25세 이전에 발병함
	  – 사춘기 전후에 서서히 발병함
	  – 때로는 아급성으로 발병하기도 함
	• 임상 유형 가운데 사고와 감정의 혼란, 인격의 황폐화 퇴행이 가장 심함
	• 행동은 원시적이고 의미 없는 웃음이나 얼굴 찡그림 등이 특징
	• 정동변화가 두드러지고, 감정은 천박하고 부적절함
	• 사고는 해체되며 연상작용에 와해(연상이완)가 두드러짐
	  – 지리멸렬한 사고, 신어조작증(neoloism), 말비빔(word salad) 등이 나타남
	• 망상과 환각이 순간적이며 단편적임
	• 망상형과 달리 체계화되어 있지 않음
	• 망상의 내용이 다양하고 수시로 변하며 기이함
	• 행위가 무책임하고 예견할 수 없음
	• 매너리즘이 흔함
	• 사회적으로 고립되는 경향이 있음

파과형 (hebephrenic)	• 예후는 불량함 • 정동반응 – 초기에는 매우 부적절하고 예측할 수 없음 → 충동적이고 공격적임 – 점차 감정의 둔마, 사회적 철퇴와 자폐적 양상, 퇴행이 심해짐 • 편집성에 비해 정신병리의 가족력이 높음 • 병전 적응과 예후도 나쁨
긴장형 (catatonic)	• 15~25세에 호발함 • 대개 정신적 외상(psychic trauma) 후 급성으로 발병함 • 최근 이 유형의 환자는 줄어들고 있음 • 극심한 정신운동장애(psychomotor disturbance)가 특징임 • 혼미상태의 증상들 – 일시적인 운동중단 – 운동과다증 – 거절증(negativism) – 자동복종증(automatic obedience) – 반향언어, 반향행동 – 장시간의 강직 내지 납굴증(waxy flexibility) – 상동증(stereotype) 등 • 긴장현상이 꿈같은 생생한 영상환각을 동반한 상태와 복합될 수 있음 • 흥분상태에서는 강한 긴장을 보임 – 잠시도 쉬지 않고 안절부절못함 – 난폭한 행동을 하기도 함 – 심하면 잠도 자지 않고 자해하기도 함 – 고열이 동반되기도 함 – 식사도 거부하여 급기야 탈진하여 사망하기도 함
미분화형 (undifferentiated)	• 일반적 진단기준에는 합당함 • F20.0~F20.2의 어느 아형에도 맞지 않음 • 진단적 특징의 특정 조합의 명백한 우위가 없이 한 가지 이상의 양상을 보이는 정신병성 병태임
조현병 후 우울증 (post-schizophrenic depression)	• 조현병을 앓고 난 후에 발생하며 연장될 수 있는 우울성 에피소드임 • 음성증상일 수도 있으나 우울증 쪽이 더 흔함 • 불확실한 우울증상

조현병 후 우울증 (post-schizophrenic depression)	– 새로 생긴 것인지? – 어느 정도 본래 있던 것인지? – 단지 이전의 정신병적 증상이 해소되면서 밖으로 드러나게 된 것인지? – 조현병에 대한 심리적 반응인지? – 조현병 고유의 부분인지? • 증상이 우울증의 기준에 맞을 만큼 충분히 심하거나 광범위한 경우는 거의 없음
잔류형 (residual)	• 정신병적 증상이 왕성하게 발달하였다가 만성기에 도달함 – 반드시 비가역적이지는 않음 – '음성증상'이 특징적임 • 주요 증상 – 정신운동성 지연 – 활동성 저하 – 정동의 둔감, 수동성 및 주도권 부족 – 언어의 양 또는 내용의 빈곤 – 얼굴 표정, 눈 접촉, 음성 변조 및 자세 등 비 언어성 의사소통의 불량 – 자기관리 및 사회적 역할 수행 불량 • 지속적으로 조현병을 시사하는 증상이 존재하지만 다른 아형의 진단기준을 만족시키기에 부족함 – 증상의 활성이나 뚜렷함이 충분하지 않음
단순형 (simple)	• 다른 정신병적 증상의 선행 없음 • 발병 초기부터 증상이 나타남 – 기이한 행동, 게으르고 목적이 없는 행동 – 정동의 둔감과 의지의 상실 등의 음성증상 – 사회의 요구에 대응할 능력이 없음 – 총괄적인 수행능력의 감퇴 등 • 서서히 발달하지만 진행성으로 발달함 • 잔류형 조현병의 특징적 양상과 유사함 • 눈에 띄게 정신병적이거나 망상, 환청을 보이지 않음

2) 진단

※ DSM-5의 조현병(Schizophreniua)

A. 다음의 증상 중 2개(또는 이상)가 있고, 그 각각이 1개월간의 기간(또는 성공적으로 치료되었을 경우는 그 이하) 중에 의미 있는 기간 동안 존재한다. 최소한 이들 증상 중 하나는 1,2 또는 3이어야 한다.
   1. 망상
   2. 환각
   3. 와해된 언어(예 빈번한 일탈이나 지리멸렬)
   4. 전반적으로 혼란스러운 혹은 긴장성 행동
   5. 음성증상, 즉 감정적 둔마, 무언증 혹은 무의욕증

B. 장애가 발생한 이후로 상당 기간 동안, 일, 대인관계, 자기 돌봄 등과 같은 영역 가운데 하나 또는 그 이상에서의 기능 수준이 발병 이전에 성취한 수준보다 현저히 낮다(아동기나 청소년기에 발병한 경우에는 대인관계, 학업, 직업에서의 기대되는 성취에 실패한다.).

C. 질병의 계속적인 징후가 최소 6개월 이상이다. 그 6개월의 기간에는 최소한 1개월간(또는 성공적으로 치료받았을 경우는 그 이하) 진단기준 A(즉, 활성기 증상)에 맞는 증상이 있어야 하는 데, 전구증상 또는 잔류증상들을 포함할 수도 있다. 전구기 혹은 잔류기에는 장애의 증후들이 오로지 음성증상만으로 나타나거나, 혹은 진단기준 A에 열거된 증상 중 2개 이상이 약화된 형태(예 괴상한 믿음, 특이한 지각 경험)로 나타날 수 있다.

D. 분열정동장애와 정신병적 양상을 가진 기분장애 또는 양극성 장애가 배제되어야 한다.
   그 근거는 다음 중 하나이다.
   1. 이 병의 활성기에 주요우울증, 조증 삽화가 동시에 나타나지 않는다. 또는
   2. 이 병의 활성기에 기분장애의 삽화가 나타난다면, 기분장애의 총기간이 이병의 활성기 및 잔류기 의 기간에 비해 짧다.

E. 이 장애가 물질(예 약물남용, 투약)이나 다른 의학적 상태의 생리적 효과로 인한 것이 아니다.

F. 만일 소아기 발병의 자폐 스펙트럼 장애나 의사소통장애의 병력이 있으면, 현저한 망상이나 환각 포함 조현병의 증상들이 1개월 이상(또는 성공적으로 치료되었을 경우에는 그 이하) 존재할 경우에만 조현병의 추가진단이 가능하다.

3.3 감별진단

진단기준	• Brian CT와 MRI검사, 신경심리검사 • ICD-10과 DSM-5 – ICD-10은 한 달의 기간만이 요구됨 – DSM-5는 6개월간의 기간이 필요함
감별진단	• 기질적 정신장애, 기분장애, 망상장애, 성격장애, 기타 정신병적 장애

3.4 경과 및 예후

요인	병전의 기능 상태	스트레스 원	발병 시기	경과	정서장애 동반여부	성별
예후가 좋은 경우	사회적, 성적, 직업적 기능 양호	뚜렷하게 확인 가능	늦게 발병	급성	정서장애가 없는 경우	여성
예후가 나쁜 경우	기능 불량	뚜렷하지 않음	조기 발병	점진적 경과	정서장애 동반	남성

3.5 치료

개요	• 대원칙은 조기발견, 조기치료 및 재발방지임 • 발견과 치료가 빠르면 빠를수록 치료효과가 좋음 • 급성기 환자의 경우 치료를 확실히 하기 위해 입원치료 또는 강제입원은 가능함
약물치료	• 정신병적 증상에 대한 항정신 약물이 사용됨 • 불안, 우울증, 불면증에 대한 약물들로 구성됨
정신사회적 치료	① 개인 정신치료 • 환자가 새로운 대응전략, 현실검증, 문제해결, 스트레스와 재발에 관련한 문제해결 등을 배우게 함 ② 집단치료 • 집단 상황에서 인간관계의 상호작용을 예행연습하면서 스트레스를 찾아냄 • 집단의 지도자들과 다른 참가자들에게 지지적인 지도를 받게 됨 ③ 가족치료 • 스트레스나 갈등을 완화하고 예방함으로 재발을 막는 데 효과적임 ④ 정신건강교육 • 교육적 기법과 집단치료의 혼합된 형태 • 가족뿐만 아니라 환자에게도 정신분열병(조현병)의 본질과 과정을 교육함 ⑤ 행동치료 • 환자들이 보이는 괴이하고 병적인 행동을 줄이고, 대화를 촉진하며 잘 적응된 정상적인 사회적 행동을 증가시키기 위해서 행동요법이 필요할 수 있음
기타 치료	• 전기경련요법(electroconvulsive therapy)이 사용될 수 있음 • 환자에 따라 '낮 병원(day hospital)' 또는 '거주치료센터'가 적절함

1. 사고과정의 장애

1) 사고의 비약(flight of idea)
2) 연상의 이완(looseness of association)
3) 지리멸렬

2. 사고 형태의 장애

1) 자폐적 사고(autistic thinking)
2) 마술적 사고(magical thinking)

3. 사고내용의 장애

1) 환상(fantasy)
2) 망상(delusion)
3) 강박적 사고

4. 지각의 장애

1) 착각(illusion)
2) 환각(hallucination)

5. 감정의 장애

1) 부적절한 정서(inappropriate affect)
2) 정서의 둔마(blunted affect)
3) 무미건조한 정서(flat affect)
4) 무쾌감증(anhedonia)
5) 불안정한 기분(mood lability)
6) 양가감정(ambivalence)

6. 충동조절, 의욕 및 행동의 장애

1) 긴장증(catatonic)
2) 납굴증(waxy flexibility)
3) 자동증(automatism)
4) 거부증(negativism)
5) 상동증(stereotype)

7. 의식, 기억력 및 지적 능력의 장애

1) 의식수준의 손상은 없으며, 사람, 장소, 시간에 대한 지남력은 유지되어 있음
2) 기억력의 장애를 보이는 경우는 없다고 함

OCCUPATIONAL THERAPY

4

C·H·A·P·T·E·R

양극성 및 관련 장애, 우울장애

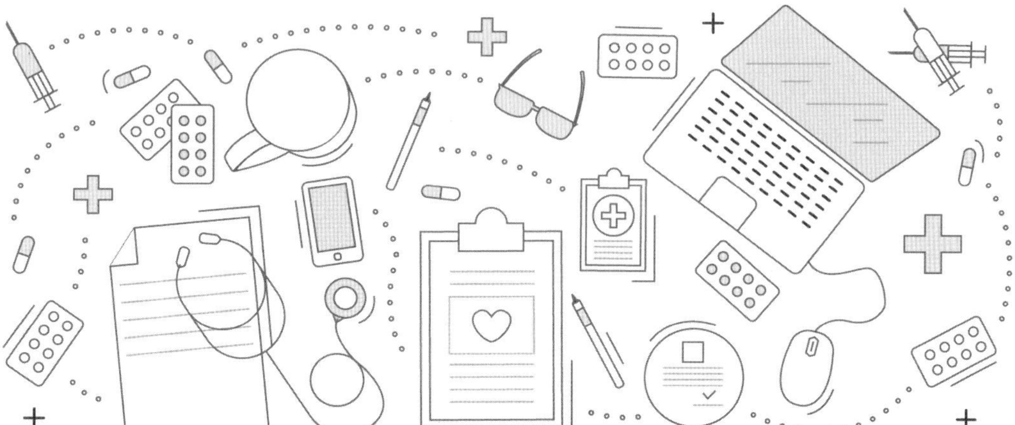

OCCUPATIONAL THERAPY

꼭!
알고 넘어가기!!

- 양극성 장애우 개념을 이해해야 한다.
- 양극성 장애의 유형별 특성을 잘 이해해야 한다.
- 기타 유사 장애의 증상들을 이해해야 한다.

4.1 개념

개요	• 양극성 장애(bipolar disorder) – 과거 조울 정신병(manic-depressive psychosis) 또는 조울증이라 부름 – 조증과 우울증이 주기적으로 교대로 나타나는 만성 정신장애 – 기분(정동)장애라고도 함 • 기분(mood) 또는 정동(affect) – 모두 감정(emotion)에 포함됨 • 감정 – 정서가 신체생리적인 외적 표현으로 드러나는 것에 중점을 둠 – 감정은 정상적일 수도 우울할 수도 그리고 고양될 수도 있음 • 기분 – 전반적이고 지속적인 감정상태 – 개인의 외모, 자신과 타인, 그리고 환경 전반에 대한 지각에 깊은 영향을 미침 – 기분이 주관적 감정이라면 정동은 객관적인 면이 강함

4.2 Ⅰ형 양극성 장애(bipolar Ⅰ disorder)

1. 개념 및 역학

개념	• 조증과 주요우울증이 교대로 나타나는 장애 • 조증삽화가 반복됨 – 조증삽화 앞에 또는 뒤에 경조증 삽화나 주요 우울증 삽화가 올 수 있음
역학	• 기분장애(주요우울증 포함됨) 평생유병률은 2~25%로 다양함 • Ⅰ형 양극성장애 – 남녀차이는 별로 없음 – 전 연령층에서 발생하나, 평균적으로 10대 후반에서 20대 초반에 가장 많이 발병함 – 30대에 유병률이 가장 높음 – 이혼하였거나 별거중인 사람이 많음 – 우울증은 농촌지역에 많고 양극성 장애는 학력이 낮은 사람에게 많음

2. 원인

해부학적 원인	• 감정 내지 정동의 조절 – 주로 대뇌의 전전두엽, anterior cingulate, 해마, 편도 등에서 이루어짐 • 기분장애는 변연계, 기저신경절, 시상하부, 뇌하수체 등의 병리와 관계가 있음
정신사회적 원인	• 임상가들은 기분(정동)장애의 범주에 해당하는 증상들이 어떤 특정한 인격특성과 관련이 있다고 생각함 – 특히 순환성 인격이나 경조성 인격은 양극성 장애와 관련이 있음

3. 임상양상

조증 (mania)	• 의기양양, 기고만장, 흥분상태 등을 보임 • 매사 속도가 빨라짐 • 춤추고 노래 부르고 휘파람을 불며 소란스럽고 제약이 없는 열정상태를 보임 • 부와 권력에 관한 과대망상이나 종교적 과대망상, 그리고 그와 관련된 피해망상도 나타날 수 있음 • 환각이 나타날 수 있으나 흔하지 않고 착각인 경우가 많음 • 사고과정에 비약이 많고 연상이 빠름

조증 (mania)	• 말이 힘차고, 높낮이가 자주 변하고, 강조하는 악센트가 두드러짐 • 신어증, 말비빔(word salad), 음향연상, 지리멸렬 등의 장애가 나타남 • 의미상 관계가 없는 얘기를 장황하게 지껄임 • 주의 깊게 관찰하면 조증 환자의 연상작용은 와해되어 있음 • 병원 안에서는 병실활동에 끼어들어 간섭하고 다른 환자들을 방해함 • 여러 가지 자질구레한 장신구, 배지, 메달 따위로 기괴한 몸치장을 하기도 함 • 자신의 방의 벽에 온통 그림을 붙여 장식하기도 함 • 활동하는 동안 여기저기를 다치고 베이기도 함 　– 베임에 대해 관심도 없고 심각하게 여기지도 않음 • 대개 예의범절을 무시함 • 잠도 거의 자지 않고도 피로를 느끼지 못함 • 많은 양의 음식을 집어삼키는 수도 있지만 너무나 바빠서 식사도 안하려고 함
경조증 (hyopmania)	• 조증보단 가벼운 상태 • 조증삽화가 나타나야 할 때 대신 나타나기도 함 　– 조증의 전후에 나타나기도 함 • 경도의 기분고양, 에너지와 활동성의 증가가 있음 • 대체로 뚜렷한 웰빙 및 신체적, 정신적 능률의 느낌이 있음 • 증가된 사회성, 다변(talkativeness)이 나타남 • 과도한 친밀성, 증가된 성적 에너지, 그리고 감소된 수면욕구 등이 흔히 있음 • 환각이나 망상은 동반하지 않음 • 증상 때문에 일하는 데 심각한 장애에 이르지 않음 • 사회적 배척을 당하는 데 이르지 않음 • 다행감이 많은 사회성(euphoric sociability), 이자극성(irritability), 독단 등이 나타날 수 있음 • 감정은 유쾌하며, 주의 주장이 많고, 자기도취, 자기확신, 자기만족, 자신감, 힘, 허세 등이 넘침 • 돈을 낭비함 • 여러 가지 야심적인 계획에 가득 차 있고 금방 실패하거나 포기해버릴 일을 벌임 • 음주에 빠지기도 함 　– 다른 어느 문제보다도 이 과음 때문에 입원치료를 함 • 흔히 목소리가 커지고 말이 빠르고 많음 • 최상급 수식어를 자주 사용함 　– ‘절대로’, ‘결코’, ‘최고로’ 따위의 표현 　– 과장과 강조가 흔함

경조증
(hyopmania)
	• 참을성 없고 무슨 일이든지 지속적인 관심이 없음
	• 너무 분주하며 주의가 산만함
	• 사고과정이 급하고 쉽게 일탈함
	• 장난이 심하고 떠들썩하게 유머와 농담을 많이 함
	• 타인과의 관계가 대개 피상적이고 타인의요구나 느낌에 대해 둔감함
	  – 요구가 많으나 요구를 거절당하거나 비판을 받으면 금방 분노함
	    → 신랄한 언사, 욕설, 노골적인 적개심으로 반응함
	• 감정의 기복이 갑작스럽게 나타남
	• 기분과 태도가 한창 고양되는 한가운데서 갑자기 눈물을 흘리기도 함
	• 간섭을 많이 해 주위의 동료한테 방해가 되고 불편을 끼침
	• 본인은 휴식이 필요 없다고 선언하고 실제로 피로를 못 느낌
	• 많은 양의 글을 쓰기도 함
	  – 단어나 구절에 밑줄을 긋고 괄호 안에 인용을 하기도 함
	• 개인적 일을 아무하고나 붙들고 의논하고자 함
	• 성(sex)에 대해 과다하게 몰두하기도 함
	  – 평소 정숙하였던 여자가 화장을 짙게 하고 성적으로 활발해지기도 함
	• 충동성이 자주 나타남
	  – 자살이나 물질사용장애로 진행할 수 있음
	• 성격장애, 물질사용장애, 불안장애 등을 유래할 수도 있음
	• 창의성이 높게 나타날 수도 있음

우울증(depression)	• 조증 삽화 뒤에 우울증 삽화가 나타남

특정형
(specifiers)
	• 모든 양극성 장애에 다양한 다른 임상양상이 동반됨
	• DSM-5에서는 각 양극성 장애들을 진단함에 있어 동반되는 임상양상을 특정성으로 추가 기술함
	  – 임상가로 하여금 정확한 진단을 하도록 하고 치료를 보다 개인화함
	① 불안한 고통 동반(with anxious distress)
	  • 불안한 고통이 주요우울장애 기간 동안 뚜렷하게 나타나는 경우
	  • 자살 위험을 높임
	  • 질병기간을 연장함
	  • 치료에 불순응하도록 함
	② 혼합양상동반(with mixed features)
	  • 주요우울장애가 주로 있지만 몇 가지 조증 또는 경조증 증상들이 혼재하고 있을 때임
	  • lithium이나 항우울제 약물치료가 효과를 잘 나타내지 않음

<table>
<tr><td>특정형
(specifiers)</td><td>③ 급속 순환형 동반(with rapid cycling)
• Ⅰ형 및 Ⅱ형 양극성 장애에서 지난 12개월간 조증, 경조증 또는 주요우울증의 기준에 맞는 삽화가 최소한 4회 있음
④ 멜랑콜리아 양상 동반(with melancholic features)
• 고전적인 멜랑콜리아의 증상이 동반되는 경우임
• 멜랑콜리아의 특징적 증상
– 쾌락이 없음
– 즐거운 자극에 반응이 없음
– 공허한 기분
– 아침에 악화되는 우울감
– 이른 기상
– 심한 정신 운동
– 심한 식욕저하 또는 체중저하
– 심한 부적절한 죄의식 등
• 과거에는 반응성이 아닌 우울증을 melancholia라 명명함
• 우울증의 약 50%
• 대체로 내인성(endogenous)우울과 비슷한 뜻
• 약물치료와 전기경련요법이 효과가 있으나 정신치료는 효과가 적음
⑤ 비전형적 양상 동반(with atypical features)
• 기본적으로 우울증이지만 비전형적 증상이 동반됨
– 긍정적자극에 기분이 쉽게 밝아짐
– 과식과 과수면
– 사지의 무거운 마비감
– 대인관계 거부
– 심각한 사회적, 직업적 장애를 동반함
– 한때 hysteroid dysphoria라고 불림
⑥ 기분–일치성정신병적 양상 동반(with mood-congruent psychotic feature) 및 기분–불일치성 정신병적 양상동반(mood-incongruent psychotic feature)
• 망상 또는 환각과 같은 정신병적 증상이 삽화기간 내 공존할 때 진단됨
• 자신의 내적 감정을 투사한 결과, 무가치감, 죄책감, 자기비난, 건강염려증, 우울망상 등 망상을 나타냄
• 의심하고 피해의식에 차 있고 불평하고 편집적임
• 환각이 나타날 수 있으나 현저하지 않음
• 일상의 일을 착각하여 잘못 해석하는 경우가 흔함</td></tr>
</table>

특정형 (specifiers)	⑦ 긴장증 동반(with catatonia) • 강경증(catalepsy), 납굴증(waxy flexibility), 명함, 감정둔마, 극도의 퇴행, 거부증, 함묵증, 심한 정신운동지체, 괴상한 자세, 상동증, 찡그림 등 긴장증 증상이 나타남 • 과도한 운동증가도 나타날 수 있음 ⑧ 주산기 발병동반(with peripartum onset) • 임신 시 또는 출산 후 4주 이내에 조증, 경조증, 또는 주요우울증이 발병하는 경우임 • 대체로 정신병적 양상이 동반됨 • 전에는 산후(postpartum) 우울증이라 부름 ⑨ 계절성 양상 동반(with seasonal pattern) • 기분장애의 발생과 회복이 1년 중 특정 시기와 관련되는 경우임 • 햇빛이 적어지거나 또는 실적이 많은 겨울철에 많이 발명함 • 주로 북쪽지역에 많음 • 우울증과 더불어 비전형적 증상이 나타남 – 수면과다, 무기력, 탄수화물 갈구에 의한 과식, 체중증가, 정신운동지연 등이 특징적 증상임 • 대개 초봄이 되면 우울증이 끝남 • 흔히 봄부터 여름에 걸쳐 경조증이 뒤따라 나타남 • 원인으로 멜라토닌(melatonin) 조절장애가 제시되고 있음 • 수면박탈(sleep deprivation) 치료와 광선치료(light therapy)에 효과가 있음

4. 경과 및 치료

경과	• 기분장애의 경과는 대체로 조현병보다는 양호함 • 장기간의 장애로 재발 경향이 크다는 것이 문제임 • 첫 발병 – 정신사회적 스트레스가 원인으로 관계되는 경우가 많음 • 재발 – 뇌의 장기적 변화 때문으로 나타나는 경우가 많음 • 상대적으로 조증이 우울증보다 빨리 회복됨 – 우울상태는 조증보다 치료하기가 어려움

경과	• 양극성 – 대개 우울증으로 장애가 시작됨 – 치료하지 않은 상태에서 조증의 기간은 약 3개월임 – 삽화 상이의 간격은 대개 6~9개월임 – 병이 진행될수록 짧아짐 – 조증은 대개 빠르게 발병하여 수일 내지 수개월 지속됨 – Ⅰ형 양극성 장애 환자 → 40~50%는 첫 발병 후 2년 내에 재발함 – 조증이 계속되면 사회생활이 파괴되거나 약물중독에 빠지기 쉬움 → 과잉활동으로 신체탈진이나 심장장애가 오기도 함
치료	• 환자의 말과 행동이 모두 이치에 어긋나는 것은 아니므로 가족들은 그 상태가 정신병적이라고 인정하지 않는 수가 많음 – 가족들은 환자를 입원시키기 꺼려함 • 급성 조증의 입원 – 진단적 절차가 필요할 때 – 자살 또는 살인의 위험이 있을 때 – 환자가 안전을 도모하지 못할 때 – 식사를 소홀히 할 때 – 급성 증상 악화가 있을 때 – 지지구조가 미약할 때 • 급성 조증 환자 – 에너지가 넘치므로 이를 적절히 배출할 수 있게 해야 함 – 단지 피로해진다고 해서 안정이 되는 것은 아님 → 오히려 흥분만 더 심해짐 – 현명하지 못한 투자나 사업을 벌려 손해를 입을 가능성이 있음 → 적절한 예방이 필요함 – 입원이 안 되는 경우에는 알코올남용, 성적 문란 등에 대해 잘 감독해야 함 – 자부심이 강하므로 환자와 대립과 논쟁을 피함 → 병세를 악화시킬 수 있음

4.3 II형 양극성 장애

1. 개념 및 역학

개념	• 우울증과 경조증이 교대로 나타나는 경우 – 적어도 하나의 경조증 삽화와 하나의 주요우울증 삽화가 있을 경우 • 임상 양상 – 일차적 양상이 우울 삽화이며 병세의 경과 중에 가벼운 조증(경조증) 삽화가 간혹 끼어드는 형태로 나타나는 수가 많음
역학	• 평생유병률은 0.5% 정도임 • I 형과 비교 – 보다 젊은 나이에 발병함 – 결혼생활에 장애가 더 심함 – 주요우울장애보다 자살위험도가 더 큼

2. 원인

• 다른 기분장애와 같음

3. 임상양상

• 임상적으로 한 번 이상의 주요 우울증 삽화와 한 번 이상의 경조증 삽화가 반복하는 기분 삽화의 경과가 특징적임
  – 가벼운 형태의 조증 상태가 일정 기간 지속되는 상태가 경조증임

4. 진단

※ DSM-5 II형 양극성 장애(Bipolar II Disorder)

적어도 한 번 이상의 경조증 삽화와 한 번 이상의 주요우울증 삽화의 기준을 충족해야 하며, 결코 조증 삽화는 없어야 한다. 그리고 경조증 삽화와 주요우울증 삽화는 분열정동장애, 조현병, 조현형 장애, 망상장애 또는 다른 특정 또는 비특정 조현병 스펙트럼과 기타 정신병적 장애로 더 잘 설명되지 않아야 한다. 또한 우울증의 증상이나 우울증과 경조증의 기간 사이의 잦은 기복에 의한 비예측성은 사회적, 직업적 또는 다른 중요한 기능 영역에서 임상적으로 유의한 고통과 손상을 일으킨다. 현재 또는 가장 최근의 삽화에 따라 특정형으로 경조증, 우울증 등을 두고 있다. 동반양상에 의한 특정형으로 불안 고통 동반, 혼합 양상 동반, 급속 순환형 동반, 멜랑콜리아 양상 동반, 비전형적 양상 동반, 기분－일치성 정신병적 양상 동반, 기분－불일치성 정신병적 양상동반, 긴장증 동반, 주산기 발병동반, 계절성 양상 동반 등을 두고 있다. 경과에 따른 특정형으로 부분 관해, 완전 관해 등을 두고 있다. 심각도에 다한 특정형으로 경도, 중등도, 고도 등을 두고 있다.

5. 경과 및 예후

- 평균 발병 연령은 20대 중반
- Ⅰ형 양극성 장애보다 조금 늦고, 주요우울장애보다는 조금 빠른 편임
- 경조증 삽화 양상 때문에 Ⅱ형 양극성 장애로 진단함
  - 실제로 더 문제되는 것은 주요 우울증임
  - 대개 우울증 삽화로 시작하는데 나중에 경조증 삽화가 나타나기 전까지는 Ⅱ형 양극성 장애라고 알아차릴 수 없음
  - 처음 경조증 삽화를 알기 전까지 수차례 주요우울장애를 앓는 수가 많음

6. 치료

- Ⅰ형 양극성 장애에서와 동일함

4.4 순환성 장애(Cyclothymic Disorder)

1. 개념 및 역학

개념	• 이전에는 cyclothymia라고도 부름 • 증상으로 볼 때 가벼운 형태의 Ⅱ형 양극성 장애임 – 만성적으로 조증 삽화보다 가벼운 경조증과 주요 우울증삽화보다 가벼운 경우울증이 여러 차례 주기적으로 교대로 나타남 • 주기 – Ⅰ형 양극성 장애보다 짧고 급격하고 불규칙적임 • 성격장애를 동반하는 수가 많아 기분장애라기보다 성격장애로 보는 견해도 있음
역학	• 일반인에서 평생유병률은 0.4~1% • 일반인에서 남녀 똑같이 흔하며 치료를 받으려는 비율은 여성이 남성보다 더 많음 • 대부분 15~25세 사이에서 발병함

2. 원인

- 일차 가족에서 주요우울장애, Ⅰ형 양극성 장애, Ⅱ형 양극성 장애가 더 흔함
- 정식역동
  - 어린 시절 구순기적 외상으로 고착이나 갈등
  - 대상관계(object relation)의 혼란이 특징

3. 임상양상

- 경조증과 주요우울증 삽화보다 가벼운 우울증이 여러 차례 주기적으로 교대로 나타남

4. 경우울증 삽화

- 가벼운 우울증 삽화
  - 횟수, 심한 정도, 포괄성, 기간 등에서 우울증의 기준을 충족시키기 어려운 가벼운 상태를 의미함
- 정서적으로 우울하며 슬픈 느낌을 가짐
- 자신감이 없고 삶에 대한 의욕이 없으며 피곤해 함
- 일하기를 싫어하며 혼자만 있으려고 함
- 평소 해오던 일을 수행하는 데 어려움을 느낌
- 생활의 재미나 즐거움을 느끼지 못함
- 매사를 짐이 되는 듯 여기며 평소 해오던 직업을 포기하려고 함
- 사고는 몇몇 주제에만 국한됨
- 질문에 대한 답변이 매우 느리고, 가능한 한 최대로 압축하여 대답함
- 많은 경우 미래의 실패에 대한 불안, 거절, 보복에 대한 우려 때문에 무슨 일이든 쉽게 결정을 못하고 우유부단함
- 신체증상이 현저하게 나타나기도 함
- 체중감소, 식욕부진, 소화장애, 변비, 가슴답답함, 두통, 수면장애, 쇠약상태 등을 호소함
- 건강염려증이 생기고 자신이 신체장애 때문에 우울하다고 믿음

4.5 우울장애(Depressive disorders)

1. 개념

- 다양한 모습의 우울 감정과 인지의 장애
- 다양한 신체적 문제들을 야기함
- 장기간의 치료를 요하는 만성질병
- 유병률이 높고 인류사회에 부담을 주는 장애
- 심하면 자살에 이루는 장애
- DSM-5의 우울장애
  - 교대로 나타나는 조증이 없는 우울증들의 개념을 통합하여 따로 우울장애로 분류함

2. 주요우울장애(major depressive disorder)

1) 개념

- 우울장애 범주 내에서 가장 고전적인 질환

2) 역학

- 성인에게 흔하게 나타나는 정신과적 질환
- 평생 유병률
  - 남성 : 5～12%
  - 여성 : 10～25%
- 전 연령층에서 발생함
- 여성이 많은 이유
  - 호르몬의 차이
  - 출산 경험
  - 정신사회적 스트레스
  - 학습된 무력감 등

3) 원인

- 유전적 원인, 해부학적 원인, 생리학적 원인, 정신역동적 원인, 사회적 원인 등 복합적 원인으로 추정함

4) 임상양상

(1) 일반적 양상

- 우울증은 1회성 삽화로 나타나기도 하고, 주기적으로 재발하기도 함
- 1회 삽화는 대개 3～6개월간 지속함
- 삽화의 내용
  - 우울한 기분, 흥미나 즐거움의 상실, 무가치감이나 죄의식
  - 사고/집중력/의사결정의 장애
  - 반복적인 죽음에 대한 생각, 자살사고
  - 식욕감소, 불면증, 이자극성(irritability)
  - 에너지 감소, 피곤 등
- 아침에 일어났을 때 심해지고 해가 저물어가면서 덜해지는 일중변동의 형태를 보임
- 자살은 심한 우울증에서 벗어나려 할 때 가장 빈번히 일어남
- 폭력에 의한 범죄가 일어날 수 있는데 조증 때보다 우울증 때 더 흔함

(2) 심한 양상

- 경한 사애와 증상은 비슷하지만 감정적 고통의 정도는 훨씬 심함

(3) **동반 양상**

- 자살
  - 주요우울증이 있는 동안 자살위험이 늘 동반됨
- 이자극성, 분노 등

(4) **특수 양상**

- 갱년기 우울증
  - 40~50대의 갱년기에 발병하는 것으로 대체로 초조성 우울증임
  - 증상은 만성적이나 치료하면 예후가 좋은 편임
- 가면우울
  - 연령에 따라 다른 모습으로 나타남
    - ◦ 약물남용, 알코올중독, 도박 등
- 기타

5) 경과 및 예후

- 양극성 장애에 비해 비교적 예후가 좋음
- 우울증은 빠르게 또는 서서히 발생함

3. 지속적 우울장애

1) 개념
- 거의 매일 하루종일 우울한 기분이 특징임

2) 역학
- 일반인 중 1.5~3% 발병

3) 원인
- 주요우울장애와 유사함

4) 임상양상
- 우울한 기분이 2년 이상 거의 하루 종일 지속됨

4. 기타

1) 파괴적 기분조절장애
2) 월경전 불쾌장애
3) 약물, 기타 의학적 상태에 의한 우울증

1. I 형 양극성 장애(bipolar I disorder)

1) 개념

(1) 조증과 주요우울증이 교대로 나타나는 장애

(2) 조증삽화가 반복됨

2) 임상양상

(1) 조증(mania)

① 의기양양, 기고만장, 흥분상태 등을 보임

② 매사 속도가 빨라짐

③ 춤추고 노래 부르고 휘파람을 불며 소란스럽고 제약이 없는 열정상태를 보임

④ 부와 권력에 관한 과대망상이나 종교적 과대망상, 그리고 그와 관련된 피해망상도 나타날 수 있음

⑤ 환각이 나타날 수 있으나 흔하지 않고 착각인 경우가 많음

⑥ 사고과정에 비약이 많고 연상이 빠름 등

(2) 경조증(hyopmania)

① 조증보단 가벼운 상태

② 조증삽화가 나타나야 할 때 대신 나타나기도 함

③ 경도의 기분고양, 에너지와 활동성의 증가가 있음

④ 대체로 뚜렷한 웰빙 및 신체적, 정신적 능률의 느낌이 있음

⑤ 증가된 사회성, 다변(talkativeness)이 나타남

⑥ 과도한 친밀성, 증가된 성적 에너지, 그리고 감소된 수면욕구 등이 흔히 있음

(3) 우울증(depression)

- 조증 삽화 뒤에 우울증 삽화가 나타남

3) 치료

(1) 급성 조증 환자

① 에너지가 넘치므로 이를 적절히 배출할 수 있게 해야 함

② 단지 피로해진다고 해서 안정이 되는 것은 아님

- 오히려 흥분만 더 심해짐

③ 현명하지 못한 투자나 사업을 벌려 손해를 입을 가능성이 있음

- 적절한 예방이 필요함

④ 입원이 안 되는 경우에는 알코올남용, 성적 문란 등에 대해 잘 감독해야 함

⑤ 자부심이 강하므로 환자와 대립과 논쟁을 피함

- 병세를 악화시킬 수 있음

2. Ⅱ형 양극성 장애

1) 개념

(1) 우울증과 경조증이 교대로 나타나는 경우
- 적어도 하나의 경조증 삽화와 하나의 주요우울증 삽화가 있을 경우

2) 임상양상

(1) 임상적으로 한 번 이상의 주요 우울증 삽화와 한 번 이상의 경조증 삽화가 반복하는 기분 삽화의 경과가 특징적임
- 가벼운 형태의 조증 상태가 일정 기간 지속되는 상태가 경조증임

3) 경과 및 예후

(1) 평균 발병 연령은 20대 중반

(2) Ⅰ형 양극성 장애보다 조금 늦고, 주요우울장애보다는 조금 빠른 편임

4) 치료

- Ⅰ형 양극성 장애에서와 동일함

3. 순환성 장애(Cyclothymic Disorder)

1) 개념

(1) 증상으로 볼 때 가벼운 형태의 Ⅱ형 양극성 장애임
- 만성적으로 조증 삽화보다 가벼운 경조증과 주요 우울증삽화보다 가벼운 경우울증이 여러 차례 주기적으로 교대로 나타남

2) 임상양상

- 경조증과 주요우울증 삽화보다 가벼운 우울증이 여러차례 주기적으로 교대로 나타남

3) 경우울증 삽화

(1) 가벼운 우울증 삽화
- 횟수, 심한 정도, 포괄성, 기간 등에서 우울증의 기준을 충족시키기 어려운 가벼운 상태를 의미함

(2) 정서적으로 우울하며 슬픈 느낌을 가짐

(3) 자신감이 없고 삶에 대한 의욕이 없으며 피곤해 함

(4) 일하기를 싫어하며 혼자만 있으려고 함

(5) 평소 해오던 일을 수행하는 데 어려움을 느낌

(6) 생활의 재미나 즐거움을 느끼지 못함

OCCUPATIONAL THERAPY

5

C·H·A·P·T·E·R

망상장애

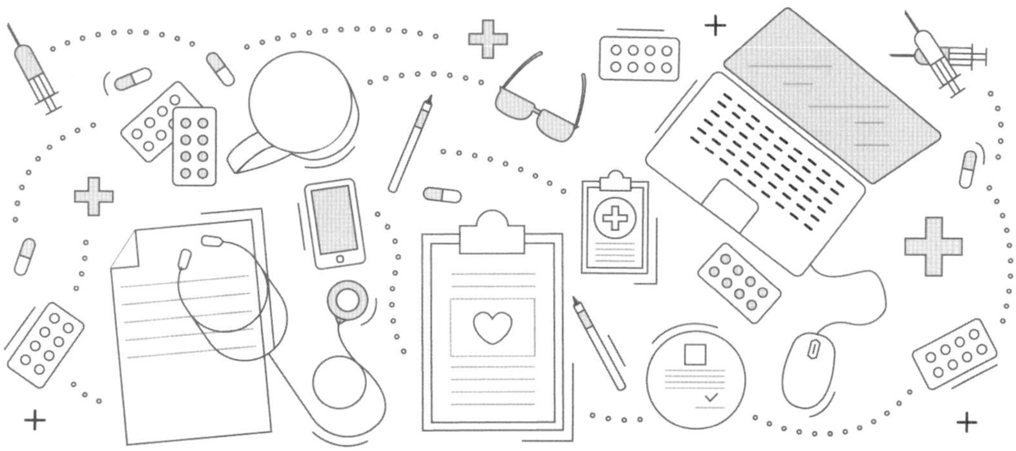

OCCUPATIONAL THERAPY

꼭! 알고 넘어가기!!

- 망상의 개념을 이해한다.
- 망상의 종류 및 치료 개념을 이해해야 한다.
- 망상 장애의 치료 및 예후를 이해해야 한다.

5.1 개념 및 원인

<table>
<tr><td>망상장애</td><td colspan="2">• 주된 증상이 망상인 장애임
• 단순하지만 괴이하지 않으며 인격기능은 유지된 채 망상내용에 적절한 감정을 동반함
• 정교하게 체계화된 지속적인 망상으로서 피해적·질투적·과대적·색정적·신체적 망상 등의 내용</td></tr>
<tr><td rowspan="2">원인</td><td>생물학적 원인</td><td>① 유전
• 가족력이 많이 발견되는 등 유전적 소인이 있는 듯함
② 신경학적
• 신경학적 장애가 있을 때 많은 망상이 발견되는 것으로 보아 생물학적 원인으로 추측함
③ 환경
• 특정 환경에서의 감각 착오로 정상적 반응으로도 나타날 수 있음</td></tr>
<tr><td>정신 사회적 원인</td><td>① 정신분석학적 견해
• 억압된 무의식적인 동성애적 경향이 부정, 반동형성, 투사에 의한 방어 과정을 거쳐 편집 상태로 발전한다고 함
② 발달적 요인
• 부모와의 관계에서 기본적인 신뢰감을 형성하거나 발전시키지 못했을 경우
③ 사회적 원인
• 편집성 허위사회(paranoid pseudocommunication)
– 환자가 망상 속에서 만들어낸 조직
– 허위사회를 실제로 존재하고 있는 사회로 생각함
– 그 사회를 자신의 증오심과 공격적 충동의 대상으로 정당화함
• 기타 사회문화적 요인
– 이민이나 이주에서 오는 새로운 문화에 대한 부담, 고독감, 사회적 고립감, 사회 경제적 빈곤, 기타 스트레스 등</td></tr>
</table>

5.2 임상양상

색정형 (erotomanic type)	• 자신이 누군가에 의해 사랑받고 있다는 것 • 성적 매력에 의해서라기보다 영적 결합에 의한 것 • 상대방은 높은 신분으로 유명한 사람, 직장의 상사일 때가 흔함 – 전혀 모르는 사람일 수도 있음 – 그 상대방과 접촉하기 위해 전화, 편지, 선물, 방문, 조사, 미행하기도 함 • 대개 여성에게 많음
과대형 (grandiose type)	• 자신이 위대하나 남들이 모르는 재능이나 통찰력을 가졌다는 망상 • 중요한 발견을 해서 정부의 중요 직책을 맡았다는 등의 망상
질투형 (jealous type)	• 오셀로증후군, 결혼편집증 : 우리말로는 의처증, 의부증 • 정당한 이유 없이 배우자나 애인을 믿을 수 없다는 망상
피해형 (persecutory type)	• 사람 또는 다수의 사람들이 의도적으로 자기에게 피해를 준다는 망상 • 자신을 악의적으로 다루고 있다는 망상
신체형 (somatic type)	• 자신의 몸, 피부, 입, 항문, 성기 등에서 나쁜 냄새가 난다는 것 • 피부에 벌레가 기어 다닌다는 망상, 몸속에 기생충이 있다는 망상, 신체의 일정 부위가 잘못됐거나 추하다는 망상, 신체 일부의 기능이 잘못되었다는 망상 등
혼합형 (mixed type)	• 뚜렷한 한 개인의 망상유형으로 분류할 수는 없으며 한 개 이상의 망상적 특징들을 갖고 있음
비특정형	• 카그라증후군, 프레골리현상, 수화광, heutoscopy 등

5.3 경과 및 예후

경과	• 급성 발병이 많음 • 대개 만성적으로 되며 회복이 쉽지 않음 • 해를 주는 사람을 피하기 위하여 이사를 자주 하고 도망가거나 자살하기도 함
예후가 좋은 조건	• 직업적, 사회적, 기능적 적응이 좋았을 때 • 30세 이전에 발병했을 때

예후가 좋은 조건	• 급성적 발병 • 기간이 짧을 때 • 유발인자가 있는 경우 • 남성보다는 여성일 때 • 결혼한 경우

5.4 치료

치료 개념	• 의심이 많고 냉담하므로 치료관계를 형성하기가 매우 어려움 • 긴 시간과 인내가 필요함 • 망상에 대해 비판해서도 안 되고 망상내용에 동조해서도 안 됨 • 환자의 비밀을 전적으로 지킨다는 확신을 주어야 함 • 가족들의 협조가 필요함 : 입원 • 망상이 지배적이고 언행에 큰 영향을 줄 때 • 장차 공격적 행동을 할 가능성이 있을 때 • 치료자는 환자에게 입원할 것을 직접 설득하여 입원시킴 　– 거부할 경우 보호자의 동의를 얻어 강제 입원치료 함
정신치료	• 환자와 의사의 관계가 확립되면 환자 자신의 욕구를 중화시킬 수 있고 방어기제가 강화되며 현재의 갈등이 해소된다고 봄 • 치료목적은 망상을 없애기보다 우선 만족스러운 사회적응을 형성하는데 있음 • 장기간에 정신치료와 약물치료를 병용했을 때 호전되는 경우가 2/3 정도 된다는 보고가 있음 • 가족을 참여시키는 것이 좋으며 서로 이해하고 돕도록 함
약물치료	• 약물 사용에 대하여 의심이 많고 피해적으로 받아들이기 쉬움 • 환자와의 관계형성과 더불어 약물에 대해 자세히 설명해 주는 것이 바람직함 • 망상을 완화시켜 주는 항정신병 약물을 주로 사용함 　– 주로 phenothiazine계 약물 사용

S.U.M.M.A.R.Y

1. 색정형(Erotomanic Type)

1) 자신이 누군가에 의해 사랑받고 있다는 것
2) 성적 매력에 의해서라기보다 영적 결합에 의한 것
3) 상대방은 높은 신분으로 유명한 사람, 직장의 상사일 때가 흔함
   (1) 전혀 모르는 사람일 수도 있음
   (2) 그 상대방과 접촉하기 위해 전화, 편지, 선물, 방문, 조사, 미행하기도 함
4) 대개 여성에게 많음

2. 과대형(Grandiose Type)

1) 자신이 위대하나 남들이 모르는 재능이나 통찰력을 가졌다는 망상
2) 중요한 발견을 해서 정부의 중요 직책을 맡았다는 등의 망상

3. 질투형(Jealous Type)

1) 오셀로증후군, 결혼편집증
   • 우리말로는 의처증, 의부증
2) 정당한 이유 없이 배우자나 애인을 믿을 수 없다는 망상

4. 피해형(Persecutory Type)

1) 사람 또는 다수의 사람들이 의도적으로 자기에게 피해를 준다는 망상
2) 자신을 악의적으로 다루고 있다는 망상

5. 신체형(Somatic Type)

1) 자신의 몸, 피부, 입, 항문, 성기 등에서 나쁜 냄새가 난다는 것
2) 피부에 벌레가 기어 다닌다는 망상, 몸속에 기생충이 있다는 망상, 신체의 일정부위가 잘못됐거나 추하다는 망상, 신체 일부의 기능이 잘못되었다는 망상 등

6. 혼합형(Mixed Type)

• 뚜렷한 한 개인의 망상유형으로 분류할 수 없으며, 한 개 이상의 망상적 특징들을 갖고 있음

7. 치료

1) 의심이 많고 냉담하므로 치료관계를 형성하기가 매우 어려움
2) 긴 시간과 인내가 필요함
3) 망상에 대해 비판해도 안 되고 망상내용에 동조해서도 안 됨
4) 환자의 비밀을 전적으로 지킨다는 확신을 주어야 함
5) 가족들의 협조가 필요함

OCCUPATIONAL THERAPY

6

C·H·A·P·T·E·R

불안장애

꼭! 알고 넘어가기!!

- 불안장애의 개념을 이해해야 한다.
- 공황장애 및 각종 공포증의 특징과 증상을 잘 이해해야 한다.

6.1 개념

불안(anxiety)의 정의	• 광범위하게 매우 불쾌하고 막연히 불안한 느낌 • 두통, 가슴 두근거림, 혈압상승, 빈맥, 진땀, 가슴조임, 반사항진, 동공확대, 떨림, 위장계 불편, 빈뇨 등 자율신경계 항진증이 발생됨 • 과민성, 서성댐 등과 같은 행동증상이 동반됨 • 생체가 친숙하지 않은 환경에 적응하고자 할 때 나타나는 가장 기본적인 반응양상
공포의 정의	• 불안과 다른 개념 • 외부의 실재하는(또는 비갈등적) 위협에 대한 반응 – 불안은 미지의 내적, 막연한 또는 갈등적 위협에 대한 반응

6.2 공황장애

1. 개념 및 역학

개념	• DSM-5과 ICD-10 – DSM-5에서는 공황장애(panic disorder)라고 부름 – ICKD-10에서는 삽화성(우발성)발작적 불안(episodic paroxysmal anxiety)이라고 부름 • 이유 없이 삽화적으로 갑자기 불안이 극도로 심해지며 숨이 막히고 심장이 두근대고 죽을 것만 같은 극단적인 공포증세가 나타남 – 즉 공황발작을 보이는 장애

역학	• 공황장애의 평생유병률은 인구의 1.5~5%정도 • 공황장애는 남성보다 여성에게서 2배 정도 많음 • 전 연령층에서 나타날 수 있음 • 소아에는 드물고 청년기에 주로 발명함 • 중년기까지 증가하다가 노인이 되면 감소함 • 평균 발병연령은 25세

2. 원인

• 다른 불안장애와 정신 사회적 원인보다 생물학적 원인에 대한 연구가 많음

3. 임상양상

공황발작 (panic attack)	• 첫 공황발작은 거의 완전히 자연스럽게 나타나기도 하지만 피곤, 흥분, 성행위, 감정적 외상 등이 있었던 후에 오기도 함 • 비교적 순식간에(약 10분간에 걸쳐) 악화되는 형태로 시작됨 – 대개 10~20분간 지속되다가 빠르게 또는 서서히 소실됨 – 이런 불안상태가 대개 주 2회 정도 나타남 • 주 증상 – 강한 공포와 곧 죽지 않을까 하는 불안 • 불안과 동반되는 증상 – 호흡곤란, 심계항진, 흉부통증, 흉부불쾌감 – 질식감 혹은 숨이 답답한 느낌, 현기증, 현훈감 내지 휘청거리는 느낌 – 자기나 주위가 달라진 것 같은 비현실감 – 손발이 저리는 감각이상이나 몸의 떨림과 진전(tremor) – 때로는 돌발적인 열감이나 냉감, 땀흘림 등이 나타남 – 동시에 실신하거나 죽거나 또는 미치거나 어떤 사고를 저지르지 않을까 하는 공포 등이 엄습함 • 과호흡의 발생 – 호흡성 알칼리증(alkalosis)이 오고 그로 인한 신체증상도 나타남 • 공황발작이 오게 되면 환자는 다급한 나머지 응급실을 찾게 됨 – 진찰 시 같은 말을 되풀이함 – 더듬거리거나 몹시 당황하는 행동을 보임

예기불안과 회피행동	• 예기불안(anticipatory anxiety) – 발작이 없는 중간시기에는 그런 일이 또 생기지 않을까 하는 불안 – 이어서 죽을병이 아닌가 하는 등 건강염려증이 생김 • 회피행동(avoidance behavior) – 발작이 일어났던 장소, 상황과 유사한 장소나 상황을 피하려는 회피행동이 나타남 – 외출을 피하고 혼자 있기 두려워함 – 외출할 때는 누구와 꼭 동행하려 하는 등 광장공포증(agoraphobia)이 생김
기타 관련증상	• 공황장애와 광장공포증이 있는 환자에게 흔히 우울증이 나타남 – 자살의 위험도가 높음 • 다른 불안장애, 즉 공포증이나 강박장애가 동반되는 경우도 많음 • 물질 관련 장애나 성격장애가 동반되기도 함 • 외출할 때마다 같이 나가자고 요구하여 환자의 상태를 이해하지 못하는 가족과 갈등을 겪기도 함 • 병 때문에 실직하거나 경제적 곤란에 처하기도 함 • 스스로 이겨보려고 노력하다 알코올남용이나 약물남용으로 빠지기도 함

4. 경과 및 예후

- 대개 청소년기에 나타나고 만성 장애임
- 증상은 빈도와 심한 정도는 일정하지 않음
- 30～40%는 결국 회복되나, 50%는 생활에 유의한 지장을 주지 않을 정도의 경도증상을 보임
- 10～20%는 유의한 증상을 가진 채 만성화함

5. 치료

- 현재 가장 효과적인 치료로 알려진 것은 약물치료와 인지행동치료임

6.3 광장공포증(agoraphobia)

개념	• 광장뿐 아니라 공공장소에 대한 공포 – 특히 급히 빠져나갈 수 없는 상황에 도움 없이 (혼자)있게 될 때 나타남 • 공포증이 있는 사람의 2/3가 공황장애를 가지고 있음
역학	• 평생유병률은 0.6∼6% • 여성이 남성보다 2배 많음 • 소아에서도 발견되며, 노인이 되면 드물어짐
원인	• 원래 소심하고 남의 시선을 비판으로 받아들여 쉽게 위축되는 여성에 많음 • 사회적 상황에 노출되기를 두려워하는 데서 이 병이 생김 • 우울성 경향이 있고, 자기 평가가 낮은 사람이 자주 겪게 됨
임상양상	• 도움을 받기가 곤란할지 모르는 상황을 피하려 함 • 정상적인 사람에 비해 매우 강경함 • 혼잡한 거리, 사람이 많은 상점, 폐쇄된 공간(굴, 다리, 승강기), 폐쇄된 운송기관(지하철, 버스, 기차, 비행기)등에 가지 않으려 함 – 꼭 가야만 한다면 가족이나 친구를 동반하려 함 – 심할수록 아예 집을 나가려 하지 않음 – 혼자 있는 것도 두려워함 • 공포 때문에 환자들은 공포대상의 장소에 가는 것을 최대한으로 피하려고 함 – 심한 경우에는 집 안에서 꼼짝 못하고 밖을 전혀 못 나가는 정도에까지 이름
경과 및 예후	• 대개 광장공포증은 공황증세가 호전하면 같이 호전됨 • 공황장애가 없는 광장공포증은 예후가 나쁨 • 병전 성격이 좋거나 증상기간이 짧을수록 예후가 좋음
치료	• 공황장애와 같음 • 약물치료와 인지행동치료가 자주 사용됨

6.4 특정공포증(specific phobia)

개념	• 대상이나 행동, 상황에 처하였을 때 비현실적인 두려움과 불안증세가 생길 때 이를 극복하지 못하고 그 대상이나 상황을 피해버리는 장애 • 정상적인 공포증 – 비록 두려움과 회피반응이 개인적 고통을 주지만 일상생활이나 사회적 기능에 저장을 초래하지는 않음
역학	• 흔한 정신장애이지만 많은 공포증 환자들이 치료를 받으러 오지 않거나 잘못된 진단을 받게 되는 경우가 많음
임상양상	• 특정 대상에 따라 생기는 공포증임 – 동물공포(zoophobia)가 가장 많음 – 고소공포(acrophobia)가 두 번째임 – 기타 : 질환공포(nosophobia), 어둠, 천둥, 비행, 치과 방문, 자동차, 지하철, 비행기 탑승 등 다양함
경과 및 예후	• 소아의 단순공포증 – 대개 정상적이며 저절로 소실되기도 함 • 증상이 있어도 공포대상을 피할 수 있으므로 그런대로 평생을 살 수도 있음 • 대개 만성적이나 중년 이후에 증상이 악화되기도 함 • 합병증으로 약물남용이 발생하기도 함
치료	• 공포의 대상을 정확히 파악하는 것이 중요함 • 일반적인 지침에 따라 치료함

6.5 사회불안장애

1. 개념

사회적 불안 (social anxiety)	• 특정한 대인관계나 사회적 상황에서 남을 의식하여 불안이 생기는 것
수행불안 (performance anxiety)	• 특정한 일을 수행할 때 긴장과 더불어 사람들을 의식하여 생기는 불안

사회불안장애 (social anxiety disorder)	• 인간이면 어느 정도의 사회적 불안이 있게 마련이지만 그 정도가 심해 남 앞에 나서는 상황을 계속 회피함 • 회피 상황에 당면할 것으로 예상될 때 심한 예기불안을 가지게 됨 • 일상생활에 적지 않게 지장을 받게 됨

2. 임상양상

회피반응 상황	• 공공장소나 사회적 상황에서 다른 사람에게 관찰되는 것 • 모욕적이 되는 것 • 당황하게 되는 것 예 공공장소에서 연설할 때, 무대에서 연주할 때

6.6 범불안장애(generalized anxiety disorder)

개념	• 거의 모든 것에 불안을 느끼는 경우 − 불안한 느낌이 과도하고 광범위하게 다양한 신체증상을 동반하여 지속되는 상태 • 근거를 찾기 어려운 부동성 불안(free floating anxiety) 및 자율신경과민 증상이 특징
임상양상	• 불안감과 운동성 긴장이 지속되는 것이 주된 양상 • 피로, 근육통, 눈꺼풀 경련과 이마 찌푸림, 안절부절못하는 상태 및 잘 놀라는 증상 등이 나타남 • 자율신경계 기능항진으로 인한 신체증상 때문에 고통을 받음 − 발한, 심계항진, 빈맥, 얼굴이나 가슴이 화끈거림, 빈뇨, 설사, 오심 등 • 심장증상과 호흡기증상은 공황장애 때보다는 덜 심함 • 지나친 근심으로 매사를 걱정하여 불안해함 • 우유부단을 보이며 사소한 일도 지나치게 염려함 − 주의산만, 집중곤란, 초조감, 불면증 등이 나타남 − 우울증도 흔히 동반됨
치료	• 우선 신체질환을 의심하기 때문에 먼저 신체질환이 없음을 확인해주는 것이 중요함

6.7 이별불안장애

개념	• 주된 애착대상으로부터 이별(separation)할 때 지속적으로 나타나는 불안상태 • 일상생활을 할 수 없을 정도로 위험한 경우 – 정상적인 발달수준보다 훨씬 심한 정도의 불안을 보임
임상양상	• 부모, 가정, 기타 친숙한 환경으로부터 격리되는 데 대한 극심한 불안 – 대개 공포증의 형태를 보임 • 심할 경우 공황상태까지 갈 수 있음 • 자신이나 부모에게 큰 사고가 생기거나 갑자기 죽을지도 모른다는 두려움 • 집착, 반추사고를 자주 나타냄 • 잠잘 때 혼자 자려 하지 않음 • 집 떠나는 것, 캠핑 가는 것, 여행 등을 피함 • 학교에도 가기 싫어하는 학교거절증(school refusal)이 나타나기도 함 – 흔히 복통, 두통, 오심, 구토 등 신체증상이 자주 나타남
경과 및 예후	• 발병연령, 증상기간, 불안장애와 우울장애와 공존되는지에 따라 다양함 • 나이가 어리고 학교거절증이 없는 경우 더 예후가 좋음 • 우울장애가 동반된 경우는 예후가 나쁨

6.8 선택적 함구증(selective mutism)

개념	• 전통적으로 소아기 발병하는 정신장애 • 소아가 말을 이해하고 할 줄 알면서도 어떤 특정 상황에서 입을 다물고 말하기를 거부하는 질환
임상양상	• 집이나 친밀한 환경에서는 말을 잘하지만 학교나 낯선 장소에서는 말을 하지 않음 – 어떤 경우 눈짓이나 몸짓, 즉 고개를 끄덕이거나 머리를 흔드는 것으로 의사소통을 하기도 함 • 외상적 경험을 한 후 갑자기 또는 점진적으로 나타남

S.U.M.M.A.R.Y

1. 정의

1) 불안(anxiety)

(1) 광범위하게 매우 불쾌하고 막연히 불안한 느낌

(2) 두통, 가슴 두근거림, 혈압상승, 빈맥, 진땀, 가슴조임, 반사항진, 동공확대, 떨림, 위장계 불편, 빈뇨 등 자율신경계 항진증이 발생됨

2) 공포

(1) 불안과 다른 개념

(2) 외부의 실재하는(또는 비갈등적) 위협에 대한 반응

2. 공황장애

- 이유 없이 삽화적으로 갑자기 불안이 극도로 심해지며 숨이 막히고 심장이 두근대고 죽을 것만 같은 극단적인 공포증세가 나타남
  - 즉 공황발작을 보이는 장애

1) 공황발작(panic attack)

(1) 첫 공황발작은 거의 완전히 자연스럽게 나타나기도 하지만 피곤, 흥분, 성행위, 감정적 외상 등이 있었던 후에 오기도 함

(2) 비교적 순식간에(약 10분간에 걸쳐) 악화되는 형태로 시작됨

① 대개 10~20분간 지속되다가 빠르게 또는 서서히 소실됨

② 이런 불안상태가 대개 주 2회 정도 나타남

(3) 주 증상

- 강한 공포와 곧 죽지 않을까 하는 불안

2) 예기불안과 회피행동

(1) 예기불안(anticipatory anxiety)

- 발작이 없는 중간시기에는 그런 일이 또 생기지 않을까 하는 불안

(2) 회피행동(avoidance behavior)

- 발작이 일어났던 장소, 상황과 유사한 장소나 상황을 피하려는 회피행동이 나타남

3. 광장공포증(agoraphobia)

1) 광장뿐 아니라 공공장소에 대한 공포

- 특히 급히 빠져나갈 수 없는 상황에 도움 없이(혼자)있게 될 때 나타남

2) 도움을 받기가 곤란할지 모르는 상황을 피하려 함

3) 정상적인 사람에 비해 매우 강경함

4) 혼잡한 거리, 사람이 많은 상점, 폐쇄된 공간(굴, 다리, 승강기), 폐쇄된 운송기관(지하철, 버스, 기차, 비행기) 등에 가지 않으려 함

(1) 꼭 가야만 한다면 가족이나 친구를 동반하려 함
(2) 심할수록 아예 집을 나가려 하지 않음
(3) 혼자 있는 것도 두려워함

5) 공포 때문에 환자들은 공포대상의 장소에 가는 것을 최대한으로 피하려고 함
- 심한 경우에는 집 안에서 꼼짝 못하고 밖을 전혀 못 나가는 정도에까지 이름

4. 특정공포증(specific phobia)

1) 대상이나 행동, 상황에 처하였을 때 비현실적인 두려움과 불안증세가 생길 때 이를 극복하지 못하고 그 대상이나 상황을 피해버리는 장애
2) 특정 대상에 따라 생기는 공포증임
(1) 동물공포(zoophobia)가 가장 많음
(2) 고소공포(acrophobia)이 두 번째임
(3) 기타 : 질환공포(nosophobia), 어둠, 천둥, 비행, 치과 방문, 자동차, 지하철, 비행기 탑승 등 다양함

5. 사회불안장애

1) 인간이면 어느 정도의 사회적 불안이 있게 마련이지만 그 정도가 심해 남 앞에 나서는 상황을 계속 회피함
2) 회피 상황에 당면할 것으로 예상될 때 심한 예기불안을 가지게 됨
3) 일상생활에 적지 않게 지장을 받게 됨
4) 회피반응 상황
(1) 공공장소나 사회적 상황에서 다른 사람에게 관찰되는 것
(2) 모욕적이 되는 것
(3) 당황하게 되는 것
(4) 예 공공장소에서 연설할 때, 무대에서 연주할 때

6. 범불안장애(generalized anxiety disorder)

1) 거의 모든 것에 불안을 느끼는 경우
- 불안한 느낌이 과도하고 광범위하게 다양한 신체증상을 동반하여 지속되는 상태

2) 근거를 찾기 어려운 부동성 불안(free floating anxiety) 및 자율신경과민 증상이 특징
3) 불안감과 운동성 긴장이 지속되는 것이 주된 양상
4) 피로, 근육통, 눈꺼풀 경련과 이마 찌푸림, 안절부절못하는 상태 및 잘 놀라는 증상 등이 나타남
5) 자율신경계 기능항진으로 인한 신체증상 때문에 고통을 받음
- 발한, 심계항진, 빈맥, 얼굴이나 가슴이 화끈거림, 빈뇨, 설사, 오심 등

7. 이별불안장애

1) 주된 애착대상으로부터 이별(separation)할 때 지속적으로 나타나는 불안상태

2) 부모, 가정, 기타 친숙한 환경으로부터 격리되는 데 대한 극심한 불안
   • 대개 공포증의 형태를 보임
3) 심할 경우 공황상태까지 갈 수 있음
4) 자신이나 부모에게 큰 사고가 생기거나 갑자기 죽을지도 모른다는 두려움

8. 선택적 함구증(selective mutism)

1) 전통적으로 소아기 발병하는 정신장애
2) 소아가 말을 이해하고 할 줄 알면서도 어떤 특정 상황에서 입을 다물고 말하기를 거부하는 질환
3) 집이나 친밀한 환경에서는 말을 잘하지만 학교나 낯선 장소에서는 말을 하지 않음
   • 어떤 경우 눈짓이나 몸짓, 즉 고개를 끄덕이거나 머리를 흔드는 것으로 의사소통을 하기도 함
4) 외상적 경험을 한 후 갑자기 또는 점진적으로 나타남

OCCUPATIONAL THERAPY

7 C·H·A·P·T·E·R

강박 및 관련 장애

꼭! 알고 넘어가기!!

- 강박장애의 개념을 잘 이해해야 한다.
- 기타 강박관련 장애의 종류와 특징을 숙지해야 한다.

7.1 개념

- 현상학적으로, 역학적으로, 유전적으로, 병태생리학적으로 강박증이라는 공통적 요소들을 가진 여러 장애들을 포함하는 범주

7.2 강박장애(obsessive-compulsive disorder)

1. 개념

- 강박사고(obsessive), 강박행동(compulsion), 집착(preoccupation) 등을 포함하는 다양한 증상임

강박사고	• 반복되는 침투적 사고(intrusive thought), 충동 또는 영상과 같은 정신적 작용임
강박행동	• 확인, 숫자세기, 회피, 의식적 행동 등과 같은 행동임
반복적인 증상의 결과	• 심한 고통을 일으키고 일상생활이나 사회생활 또는 대인관계에 지장을 일으킴
강박장애 환자	• 대개 강박사고나 강박행동 모두 나타냄 – 하나만 나타나는 경우도 있음 • 강박행동을 못하게 억제하면 불안이 증가함

2. 임상양상

공통점	• 어떤 하나의 생각이나 충동이 지속적으로 완고하게 의식으로 침범하듯이 나타남 • 불안이나 두려움이 동반되며 환자는 이를 막기 위한 수단을 취함 • 강박사고나 행동은 개인 경험이나 자아에 대해 낯선 것임 • 환자 자신은 강박 증상이 어리석고 불합리한 것으로 인식하고 있음 • 환자는 강박증상에 저항하려 함
가장 흔한 증상	• 오염(contamination)되었다고 생각하여 손을 씻는 행동 • 위험 또는 폭력에 관련된 병적 의심이 들어 확인하는 행동 • 강박행동 없는 단순한 강박사고로서 대개 성적, 공격적 행동에 대한 침범적 생각 • 대칭성으로서 만사가 대칭적이거나 세밀해야 된다고 요구하는 것 등
강박사고의 예	• 죽음이나 삶의 가치 및 우주관 등 해결될 수 없는 관념 • 종교적 사고를 강박적으로 반추(rumination)하기 • 쓸데없는 줄 알면서도 자질구레한 헛걱정을 되풀이하기
강박행동의 예	• 손 씻기 • 물건 정돈하기 • 자물쇠나 수도꼭지 잠근 후 확인하기 • 셈하기 • 책의 읽은 부분을 다시 읽기 • 시험답안지 재확인 등 • 기타 – 불필요하다는 것을 알면서도 같은 행동을 몇 번씩 되풀이하는 것
강박적 느림 (compulsion of slowness)	• 일상행동을 정확히 하기 위해 애쓰기 – 결과적으로는 미적대고 꾸물대며 느리게 수행하는 경향을 나타냄
의식적 강박행동 (ritual compulsion)	• 어떤 일을 시작하기 전에 의식적으로 특정 수를 세거나 머리를 긁적거리는 행위를 반복하는 것
강박적 의심증 (persistent doubting)	• 강박적인 상태가 진행되면 자기가 행한 일에 자신이 없고 확실하게 했는지가 의심스러워 확인행위를 하기도 함
기타	• 우울증이나 불안이 공존하며, 일시적으로 관계망상이나 지각장애를 보일 수도 있음 • 강박적으로 머리털을 뽑는 발모광(trichotillomania)이나 손톱 물어뜯기 같은 피부파기(excoriation) 행동 등도 강박행동에 속함

3. 경과 및 예후

- 강박장애 환자의 반 이상에서 급성으로 발병함
- 임신, 성 문제, 가족의 사망 등과 같은 스트레스 사건이 유발인자가 되는 경우가 많음
- 발병해도 정신과 치료를 받지 않고 5~10년 만에 병원에 오는 수가 많음
- 적절한 치료를 받지 못하면 강박증세가 차차 악화되거나 우울증, 알코올 사용장애 등의 동반질환을 가지게 됨

7.3 신체변형장애(body dysmorphic disorder)

개념	• 정상 용모를 가진 사람이 자신의 용모에 상상으로 추형이나 이형 등의 문제가 있다고 보는 집착된 상태 • 사소한 외모 문제를 과장되게 변형된 것으로 보는 집착된 상태
임상양상	• 신체부위의 모양에 문제나 결함이 있다는 생각에 집착함 – 얼굴의 용모 : 주름살, 안면의 과도한 털 등 – 피부 : 반점 등 – 코, 눈, 입, 턱 또는 이마의 모양 – 머리와 안면 : 크기, 형태 – 전반적 체격 : 골격, 가슴 등 – 입술, 유방, 성기, 엉덩이 등 • 집착으로 반복해서 거울을 보거나 그 결함을 숨기려고 함 – 남들이 놀릴까봐 밖에 나가지 않으려 함 – 비관하고, 심지어 자살을 시도하기도 함 • 강박성, 분열성 내지 자기애적 성격장애가 흔히 동반됨

7.4 저장장애(hoarding disorder)

<table>
<tr><td>개념</td><td>• 소유물의 실제 가치와 관계없이 계속해서 버리지 못하는 행동이 특징임</td></tr>
<tr><td>임상양상</td><td>• 정상적인 수집행동을 하는 사람들의 수집물품들보다 매우 많은 양을 저장함
• 주요 특징
- 소유물의 실제 가치와 관계없이 계속해서 버리지 못함
- 주요 이유는 물건이 여전히 사용할 가치가 있고 미학적 가치가있다고 여김
→ 소유물에 대한 강한 감상적인 애착을 가지기 때문임
- 소유물의 운명에 대한 책임감, 낭비에 대한 두려움, 중요한 정보를 잃어버릴 것 같은 두려움 등도 흔히 나타남
• 소유물의 사례
- 신문 잡지, 오래된 옷, 가방, 책, 우편물 등
• 공통된 행동 특징
- 우유부단, 완벽주의, 회피성, 꾸물거림, 작업의 계획 및 조직의 어려움, 산만함 등
- 다른 사람들로부터의 거절감으로 인한 자존감 손상 등 대인관계에 문제
- 쌓아놓은 잡동사니들로 인해 공간이 제대로 활용되지 못함
예 부엌에서 요리를 못하거나 침대에서 자지 못하고, 의자에 앉지 못함
• 행동의 사례
- 잡동사니들을 차고, 마당, 지하실, 다락, 심지어 친구나 친척 집, 직장 등에도 쌓아 놓아 타인을 불편하게 함
- 차량을 이용하지 못하기도 함
• 저장행동은 종종 심각하고 위협적으로도 나타남
- 잡동사니 더미들이 다치게 함
- 영양부족 상태를 초래함
- 공중위생 문제를 일으킴
- 화재위험을 야기함</td></tr>
</table>

7.5 발모광(trichotillomania)

개념	• 발모장애(hair-pulling disorder)라고도 함 • 자신의 털을 뽑으려는 충동을 억제하지 못하는 것임

임상양상	• 두피에 드문드문 불완전한 탈모증을 보임
	• 털을 뽑는 부위
	  – 보통 눈썹, 속눈썹, 턱수염 등
	  – 드물게 몸통, 겨드랑이, 사타구니 등
	• 침범된 부위에서 길고 정상적인 털들과 함께 짧고 끊어진 손상된 털들을 볼 수 있음
	• 털을 뽑아 씹거나 삼키기도 함
	• 머리가 빠진 부위를 감추려고 함

7.6 피부파기장애(excoriation disorder)

개념	• 주요 증상은 자기 자신의 피부를 계속해서 반복적으로 뜯어내는 행동임 • 피부 병변을 일으키고 임상적으로 유의한 고통을 수반함

임상양상	• 자기 자신의 피부를 계속해서 반복적으로 뜯어냄
	  – 얼굴, 팔, 손이 가장 흔함
	  – 신체 어느 부위라도 뜯어냄
	  – 건강한 피부부터 여드름, 뾰루지, 굳은살, 딱지까지 뜯어냄
	• 대부분 손톱으로 뜯어냄
	  – 족집게, 핀 등 다른 도구를 이용하기도 함
	• 피부를 뜯어내는 것뿐만이 아니라, 문지르거나 쥐어짜고 째거나 물기도 함
	• 피부파기 행동에 하루 중 몇 시간 이상 소비하기도 함
	  – 몇 달 혹은 몇 년 이상 지속됨
	• 피부 병변을 화장이나 옷으로 숨기고 위장하기도 함
	• 뜯어낸 피부나 딱지로 의식행위를 하기도 함
	• 피부나 딱지를 잡아당기거나, 조사하고, 갖고 놀기도 함
	  – 입에 넣기도 하고 삼키기도 함
	• 피부파기 행동 전 불안감 혹은 공허감, 긴장감 등이 선행됨
	  – 파기행동을 통해 안도감, 쾌감을 등을 느낌

S.U.M.M.A.R.Y

1. 개념

- 현상학적으로, 역학적으로, 유전적으로, 병태생리학적으로 강박증이라는 공통적 요소들을 가진 여러 장애들을 포함하는 범주

2. 강박장애(obsessive-compulsive disorder)

- 강박사고(obsessive), 강박행동(compulsion), 집착(preoccupation) 등을 포함하는 다양한 증상임
- 강박사고
  - 반복되는 침투적 사고(intrusive thought), 충동 또는 영상과 같은 정신적 작용임
- 강박행동
  - 확인, 숫자세기, 회피, 의식적 행동 등과 같은 행동임
- 반복적인 증상의 결과
  - 심한 고통을 일으키고 일상생활이나 사회생활 또는 대인관계에 지장을 일으킴

3. 신체변형장애(body dysmorphic disorder)

- 정상 용모를 가진 사람이 자신의 용모에 상상으로 추형이나 이형 등의 문제가 있다고 보는 집착된 상태
- 사소한 외모 문제를 과장되게 변형된 것으로 보는 집착된 상태
- 신체부위의 모양에 문제나 결함이 있다는 생각에 집착함
  - 얼굴의 용모 : 주름살, 안면의 과도한 털 등
  - 피부 : 반점 등
  - 코, 눈, 입, 턱 또는 이마의 모양
  - 머리와 안면 : 크기, 형태
  - 전반적 체격 : 골격, 가슴 등
  - 입술, 유방, 성기, 엉덩이 등

4. 저장장애(hoarding disorder)

- 소유물의 실제 가치와 관계없이 계속해서 버리지 못하는 행동이 특징임
- 정상적인 수집행동을 하는 사람들의 수집물품들보다 매우 많은 양을 저장함
- 주요 특징
  - 소유물의 실제 가치와 관계없이 계속해서 버리지 못함
  - 주요 이유는 물건이 여전히 사용할 가치가 있고 미학적 가치가있다고 여김
    - ◦ 소유물에 대한 강한 감상적인 애착을 가지기 때문임
  - 소유물의 운명에 대한 책임감, 낭비에 대한 두려움, 중요한 정보를 잃어버릴 것 같은 두려움 등도 흔히 나타남

5. 발모광(trichotillomania)

- 발모장애(hair-pulling disorder)라고도 함
- 자신의 털을 뽑으려는 충동을 억제하지 못하는 것임
- 두피에 드문드문 불완전한 탈모증을 보임
- 털을 뽑는 부위
  - 보통 눈썹, 속눈썹, 턱수염 등
  - 드물게 몸통, 겨드랑이, 사타구니 등

6. 피부파기장애(excoriation disorder)

- 주요 증상은 자기 자신의 피부를 계속해서 반복적으로 뜯어내는 행동임
- 피부 병변을 일으키고 임상적으로 유의한 고통을 수반함
- 자기 자신의 피부를 계속해서 반복적으로 뜯어냄

OCCUPATIONAL THERAPY

8

C·H·A·P·T·E·R

외상 및 스트레스 관련 장애

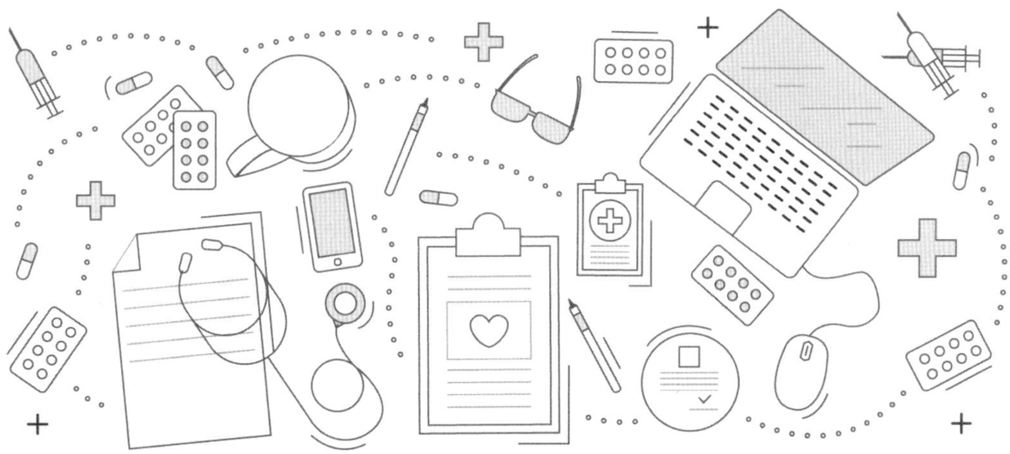

꼭!
알고 넘어가기!!

- 외상 후 스트레스 장애의 임상양상을 잘 숙지해야 한다.
- 기타 스트레스 관련 장애의 특징을 잘 이해해야 한다.

8.1 개념

- 외상 또는 스트레스가 관련되어 나타나는 정신장애
  - 흔하며 치료가 쉽지 않음
- 취약한 소아에게 발병하는 경우가 증가하고 있음
  - 전 세계적으로도 중요한 정신건강 문제가 되고 있음

8.2 외상 후 스트레스장애(posttraumatic stress disorder; PTSD)

개념	• 외상을 입으면서 심한 감정적 스트레스를 경험하였을 때 나타나는 장애 • 생명을 위협하는 재난이 발생하였을 당시에 받은 충격에 의해 발병함 • 사례 – 전쟁 및 자동차, 기차, 비행기 등의 교통수단으로 인한 사고 – 산업장에서의 사고, 폭행, 강간, 테러 및 폭동 – 홍수, 폭풍, 지진, 화산폭발 등
임상양상	• 위협적이었던 사고에 대한 반복적 회상이나 악몽에 시달리는 등 외상경험을 재경험 – 외상을 상기시키는 것들을 지속적으로 회피하려 함 – 상기에 대한 반응을 마비시키려 하며 지속적으로 과민상태에 있음 • 관민과 더불어 우울, 불안, 일상생활에 대한 집중곤란, 흥미상실, 대인관계에서 무관심하고 멍한 태도, 짜증, 잘 놀람, 수면장애 등을 보임

임상양상	• 뚜렷한 불안의 자율신경계 증상이 동반됨 • 해리나 공황발작 같은 증상이 나타나기도 함 • 착각, 환각도 있을 수 있고, 기억과 주의력 장애도 있음 • 희생자가 있을 경우 혼자 살아남은 데 대한 죄책감, 배척감, 수치감 등을 느낌 • 사고 경험과 비슷한 상황을 회피함 - 비슷한 자극으로 증세가 악화됨 • 불안, 우울, 지나친 흥분이나 폭발적이거나 갑작스런 충동적 행동 등을 보일 때도 있음 • 약물남용, 알코올남용이 발병하기도 함
경과 및 예후	• 증세는 사건이 발생한지 얼마 후에 나타나기 시작함 - 대개 1주 후부터 나타남 - 30년이 지난 후에도 나타날 수 있음 • 증상은 시간에 따라 유동적임 - 스트레스가 있을 때 악화됨 • 회복 - 30%가 회복하며, 40%는 경한 증상을, 20%는 중등도 증상을 겪음 - 10%는 증상이 변하지 않거나 악화됨
치료	• 외상 직후 사회적 지지 조직들과의 접촉과 대화, 약물치료 등으로 대처함

8.3 급성 스트레스 장애

개념	• 외상 후 스트레스장애와 비교하여 장애 관련 기간만 차이가 나는 장애 - 외상사건 후 4주 이내 나타남 - 2일에서 4주 사이에 회복됨
임상양상	• 증상은 PTSD에서와 유사함 - 기간과 경과에 있어 차이가 있음 • 한 가지 이상의 외상사건에 노출된 후에 PTSD보다 일찍 나타남 - 2일에서 4주 사이에 회복함

8.4 적응장애(adjustment disorder)

개념	• 어떤 정신 사회적인 스트레스 요인이나 개인적 재난을 겪은 후 일정 기간 이내에 일어나는 임상적으로 의미 있는 감정적 또는 행동적 장애나 비적응적 반응 – DSM-5 기준은 3개월 이내 – ICD-10은 1개월 이내
임상양상	• 정신적 스트레스를 계기로 성인에서는 우울이나 불안 또는 이들이 혼합되어 나타남 • 사회적, 직업적 기능장애가 나타날 수 있음 • 학업(또는 직업)에 장애가 나타나는 경우 – 대체로 성적저하로 문제가 나타남 • 핵심 양상 – 시험에 대한 불안을 느낌 – 논문이나 보고서 쓰기가 어려움 – 그림을 그리거나 연주하기가 불가능함 – 공부(작업)에 집중할 수가 없음 – 공부(작업)를 회피하고자 하는 행동을 의식적으로 막을 수가 없음 → 공부(작업)에 대해 생각하지 않을 때는 고통이 없음

8.5 반응성 애착장애

개념	• 과거 유아기 또는 조기 소아기 반응성 애착장애로 불림
임상양상	• 소아가 타인과 사회적 관계를 맺지 못하는 것 • 신체질환 같은 기질적 원인, 정신지체, 자폐장애 등이 없는데도 정서발달과 신체발달에 장애가 생김 • 유아 – 자연스런 움직임이 없고, 웃지 않고, 표정이 멍하고, 무감동하거나 슬퍼 보임 – 놀란 상태에서 두리번거리는 표정을 보이거나 자극을 주어도 반응이 느림 – 대부분 영양상태가 심각하게 나쁨

임상양상	– 체중도 정상미달임 – 성장에 따른 체중증가가 느리고 피부가 창백하고 근육도 약함 • 증상이 심하면 사망하기도 함

8.6 탈억제성 사회관여장애(disinhibited social engagement disorder)

개념	• 5세경에 나타남 • 비정상적 사회적 기능의 특별한 양상이 환경적 상황의 뚜렷한 변화에도 불구하고 지속되는 것
임상양상	• 문화적으로 부적합한 행동양상이 특징임 • 전체적으로 볼 때 낯선 사람에게 부모에게 대하듯 무분별한 친밀한 행동으로 보임 • 낯선 사람에게 껴안기고 귀염받는 행동을 함 • 낯선 사람으로부터 위안을 받으려 함 • 돌보는 이와 재회하였을 때 예측 못할 반응을 보임 – 얼어붙은 것처럼 가만히 있기도 함 • 어떤 환아는 과도한 식욕과 목마름을 보이기도 함

1. 개념

- 외상 또는 스트레스가 관련되어 나타나는 정신장애
  - 흔하며 치료가 쉽지 않음

2. 외상 후 스트레스장애(posttraumatic stress disorder : PTSD)

1) 외상을 입으면서 심한 감정적 스트레스를 경험하였을 때 나타나는 장애
2) 생명을 위협하는 재난이 발생하였을 당시에 받은 충격에 의해 발병함
3) 위협적이었던 사고에 대한 반복적 회상이나 악몽에 시달리는 등 외상경험을 재경험
   (1) 외상을 상기시키는 것들을 지속적으로 회피하려 함
   (2) 상기에 대한 반응을 마비시키려 하며 지속적으로 과민상태에 있음
4) 관민과 더불어 우울, 불안, 일상생활에 대한 집중곤란, 흥미상실, 대인관계에서 무관심하고 멍한 태도, 짜증, 잘 놀람, 수면장애 등을 보임
5) 뚜렷한 불안의 자율신경계 증상이 동반됨
6) 증세는 사건이 발생한 지 얼마 후에 나타나기 시작함
   (1) 대개 1주 후부터 나타남
   (2) 30년이 지난 후에도 나타날 수 있음

3. 급성 스트레스 장애

1) 외상 후 스트레스장애와 비교하여 장애 관련 기간만 차이가 나는 장애
   (1) 즉 외상사건 후 4주 이내 나타남
   (2) 2일에서 4주 사이에 회복됨
2) 증상은 PTSD에서와 유사함
   - 기간과 경과에 있어 차이가 있음
3) 한 가지 이상의 외상사건에 노출된 후에 PTSD보다 일찍 나타남

4. 적응장애(adjustment disorder)

1) 어떤 정신 사회적인 스트레스 요인이나 개인적 재난을 겪은 후 일정 기간 이내에 일어나는 임상적으로 의미 있는 감정적 또는 행동적 장애나 비적응적 반응
2) 정신적 스트레스를 계기로 성인에서는 우울이나 불안 또는 이들이 혼합되어 나타남
3) 사회적, 직업적 기능장애가 나타날 수 있음
   (1) 시험에 대한 불안을 느낌
   (2) 공부(작업)에 집중할 수가 없음

5. 반응성 애착장애

1) 과거 유아기 또는 조기 소아기 반응성 애착장애로 불림
2) 소아가 타인과 사회적 관계를 맺지 못하는 것

3) 신체질환 같은 기질적 원인, 정신지체, 자폐장애 등이 없는데도 정서발달과 신체발달에 장애가 생김

4) 유아

(1) 자연스런 움직임이 없고, 웃지 않고, 표정이 멍하고, 무감동하거나 슬퍼 보임

(2) 놀란 상태에서 두리번거리는 표정을 보이거나 자극을 주어도 반응이 느림

6. 탈억제성 사회관여장애(disinhibited social engagement disorder)

1) 5세경에 나타남

2) 전체적으로 볼 때 낯선 사람에게 부모에게 대하듯 무분별한 친밀한 행동으로 보임

3) 낯선 사람에게 껴안기고 귀염 받는 행동을 함

4) 낯선 사람으로부터 위안을 받으려 함

5) 돌보는 이와 재회하였을 때 예측 못할 반응을 보임

OCCUPATIONAL THERAPY

9
C·H·A·P·T·E·R

지능장애

2024 OCCUPATIONAL THERAPY

꼭! 알고 넘어가기!!

- 지능 장애의 새로운 개념을 이해해야 한다.
- 지능 장애의 진단 기준을 숙지해야 한다.

9.1 지능장애

1. 개념

과거 개념	① 정신지체의 정의 • 유의하게 낮은 지능 • 적응행동의 유의한 결함 또는 장애 • 18세 이전의 발현 ② 정신지체의 진단 • 지능은 지능지수(intelligence quotient) IQ로 나타냄 – 유의하게 낮은 지능 → 표준화된 지능검사법에 의해 IQ 70 이하를 말함 • 사회지수(social quotient) SQ로 표시함 – 적응행동(adaptive behavior)을 평가함 → 개인이 처해 있는 환경과 그 연령에 부과된 개인적 자립성, 사회적 책임에 대처하는 능력을 말함 → 표준화된 검사법과 임상적 판단에 의해 평가됨 • 18세 이전이라는 연령 규정이 있음 – 18세 이후 뇌손상 또는 질병 등으로 지능저하가 초래되었을 때 치매(dementia)라 진단함
DSM-5	• 지능장애의 진단을 지능점수 IQ scores에만 근거해서 진단하지 않음 • 적응기능 평가(adaptive-functioning assessments)를 추가함 • 적응기능의 정의 – 환경의 요구에 대응(coping)하는 능력

DSM-5	– 개인적 자립성(independence) 획득 능력 – 나이, 사회문화적 배경, 지역사회 상황 등에 근거하여 기대되는 사회적 책임 완수능력 등 • 적응기능의 평가 – 개념적(conceptual), 사회적(social), 실제적(practical) 등 세 영역을 평가함

2. 역학

1) 지능장애의 유병률
   - 1%로 보고되고 있음
   - 지역별로 농촌보다는 도시에서 더 잘 판별됨
2) 저소득층 및 열악한 사회환경에서 유병률이 높음

3. 원인

염색체 장애	• Down 증후군 – 가장 흔한 염색체 질환으로서 약 700~800명에 한명의 빈도를 보임 – 21번 염색체가 정상인보다 1개 많은 3개가 존재함 – 지적 장애, 신체 기형, 전신 기능 이상, 성장 장애 등을 일으키는 유전 질환 – 신체 전반에 걸쳐 이상이 나타남 – 특징적인 얼굴 모습을 관찰할 수 있음 → 신생아, 소아 시기부터 머리가 작음 → 둥글고 납작한 얼굴에 코가 낮음 → 눈꼬리가 올라가 있으며, 양 눈 사이가 멀어 보임 → 목이 짧고 두꺼워 보이며, 근육에 힘이 없음 – 지능이 낮음 → 성인 시 평균 지능이 IQ 20~50 정도 – 출생 전에 기형이 발생하고, 출생 후에도 여러 장기의 기능 이상이 나타남 – 일반인에 비하여 수명이 짧음
	• Fragile X 증후군 – X염색체에 위치한 FMR-1 유전자에 발생하는 증후군 → CGG 삼핵산 반복(trinucleotide repeat) 수가 비정상적으로 증가하여 발생함 : FMR-1 유전자가 FMR-1 단백질 생성을 중단함 → FMR-1 단백질의 기능은 밝혀지지는 않았으나, 주로 뇌와 고환에서 발현됨

<table>
<tr><td rowspan="2">염색체 장애</td><td>- 다운 증후군 다음으로 많은 전형적인 염색체이상 질환임
- 다운 증후군이 비유전성인데 비하여 약체 X 증후군은 유전성임
- 여아보다 남아에게서 더 자주 나타남
- 신체적 특징
→ 긴 귀, 길고 갸름한 얼굴, 평발, 거대 고환
→ 가운데 손금의 뚜렷한 일자, 엄지손가락 마디가 두 개인 것 등
- 행동 관련 특징
→ 눈맞춤이 잘 되지 않음
→ 촉각방어를 보임
→ 손 털기와 깨물기, 갑작스러운 분노 폭발 등
- 신경운동학적 특징
→ 근긴장 저하, 간질, 수면 장애 등을 보임
→ 반복적으로 끊임없이 특정 단어나 말을 반복하는 이상언행 : 반복증(perseveration)을 보이거나 혼자 중얼거림(mumbling), 허둥거리며 말하기(cluttered speech), 화용론적 의사소통 결여 등을 보임
→ 특정한 외적 자극(빛이나 소리 등)에 대하여 극심한 정서적 불안을 보이기도 함</td></tr>
<tr><td>• 프레더-윌리 증후군(Prader-Willi syndrome)
- 신체의 여러 부위에 영향을 주는 유전적 발달질환
- 과식증(Hyperphagia)에 의한 비만이 대표적인 특성
→ 청소년기가 되면서부터 발생함
- 유전적 원인
→ 아버지로부터 물려받은 15번 염색체의 영역의 유전자가 소실되거나, 어머니로부터만 2개의 15번 염색체를 물려받은 경우가 가장 빈번함
- 10,000~30,000명 당 한 명 꼴로 발생하는 유전질환
- 유아기 증상
→ 근긴장 저하(Hypotonia), 섭식 장애, 발달 저하 등
- 청소년기 증상
→ 식욕을 주체할 수 없는 상황이 되면서 과식증이 생김
: 이와 동반되는 비만에 따라 제 2형 당뇨가 발생하기도 함
→ 남성과 여성 모두 생식기의 발달이 완전히 진행되지 않음
→ 사춘기가 늦어짐
→ 약하거나 중간 정도의 지적 장애(Intellectual disability)와 학습 저하가 관찰됨
→ 성질을 내는 행동, 강박적인 행동 등의 행동학적 특징도 동반함</td></tr>
</table>

<table>
<tr>
<td>염색체 장애</td>
<td>
• Patau 증후군
 - 생존 기간이 매우 짧은 선천성 염색체 이상 질환임
  → 13번 상염색체가 3개
 - 태어날 때부터 중추신경계, 심장을 비롯한 중요한 신체 장기의 심한 선천성 기형을 보임
 - 20,000~25,000명당 1명꼴로 발생함
 - 증상
  → 소안구증, 외눈증, 구순구개열, 귀의 이상 등과 같은 안면기형을 보임
  → 뇌신경계를 비롯한 중요한 장기의 선천기형이 나타남
  → 발육 부전과 발달 장애가 나타남
  → 중추신경계 기형으로 전전뇌증, 소뇌저형성 등이 나타남
  → 심실중격결손 등의 심장 기형 및 다낭성 신증과 같은 신장 기형이 나타남
  → 다지증, 합지증이 나타남
  → 둘째와 다섯째 손가락이 겹쳐지게 꽉 쥔 손이 나타남
  → 흔들의자 다리 모양의 발을 보임
  → 남아의 잠복고환, 여아의 쌍각 자궁 및 난소 저형성 등이 나타남
 - 경과/합병증
  → 대부분 임신 기간 중 자연 유산됨
  → 출생한 환아의 50%는 신생아기에 사망함
  → 90%는 1년을 넘기지 못하고 사망함
</td>
</tr>
<tr>
<td></td>
<td>
• 에드워드증후군(Edward syndrome)
 - 18번 염색체가 3개인 심한 선천적인 기형이 나타나는 증후군
 - 태아
  → 남아의 경우 2~3개월, 여아의 경우 10개월 이내에 대부분 사산됨
 - 생존에 위협을 받을 정도의 치명적인 기형이 나타남
  → 신생아 사망 및 심각한 지적장애를 동반함
 - 부모
  → 질환을 가진 아이의 산모 나이는 평균 34.9세
  → 산모의 나이가 증가함에 따라 더 많이 발생함
 - 신생아 8,000명당 1명의 빈도를 보임
  → 사산아에게서 많이 나타남
 - 신체적 특징
  → 머리가 작거나 머리의 뒷부분이 유난히 튀어나옴
  → 귀가 아래로 처졌거나 턱이 작은 경우가 많음
</td>
</tr>
</table>

염색체 장애	→ 사지의 기형도 많음 – 출생할 때 살아서 태어나는 경우 → 남아에 비해 여아가 3배 정도 많음
	• 고양이울음증후군/묘성증후군(Cri du chat syndrome) – 5번 염색체의 문제로 발생함 – 정신지체를 수반하는 선천성 이상증후군 – 소두, 안구 격리, 아몬드모양의 안열, 소악 등이 나타남 – 유아기에는 새끼고양이와 비슷한 특징적인 울음소리를 냄 → 한 살이 지나면 서서히 울음소리가 소멸함 – 초등학생 이후부터는 원인불명의 정신지체 등이 나타남
유전장애	• 대사장애 – 페닐케톤쇼증(phenylketonuria; PKU) – Maple syrup urine diseas – Hartnup병 – Homocystinuria 등 • Rett 장애 – X-linked dominant 유전으로 나타나는 지능장애 – 여아에서만 발견됨 • 기타 – 신경피부형성장애(neurocutaneous dysplasia) – 신경섬유종증(neurofibromatosis) : 일명 Von Recklinghausen병 – 결절성 경화증tuberous sclerosis 등
산전원인 (prenatal factor)	• 풍진 매독, 단순포진, AIDS • 임신중독증 • 산모의 만성적 질환과 잘 조절되지 않는 질환 – 당뇨병, 빈혈, 고혈압, 신장염, 영양실조, 술이나 마약, 흡연 등
주산기 원인 (perinatal factor)	• 미숙아 – 지능장애 발현율이 정상아에 비해 10배 정도 높음 • 주산기 저산소증 – 태반조기박리, 전치태반으로 인한 과다출혈이 원인 • 산후 저산소증(postnatal hypoxia) – 심한 빈혈, 쇼크, 중독경련, 손상 등

주산기 원인 (perinatal factor)	• 출산 시 기계적 상해 – 난산으로 인한 뇌손상, 수막 및 혈관손상, 혈전증 등 • 출생 후 원인(postnatal factor) – 바이러스, 세균, 기생충, 진균 등에 의한 감염 → 뇌염 또는 뇌막염 등 발생 – 두개강 내 종양, 뇌외상, 그리고 퇴행성 장애 등
환경적 요인	• 특이한 기질적 병변 없이 양육의 잘못, 사회적, 언어적 기타 자극의 결핍 등 불리한 환경조건으로 인해 지능장애가 생긴 것을 말함

4. 임상양상

지능장애	• 낮은 지능과 적응행동의 장애 – 각종 정서 및 행동 장애 – 신경학적 장애
지능의 저하	• 문제해결능력, 계획 추상적 사고, 판단, 학업성취도의 저하로 나타남
적응능력의 저하	• 도움 없이는 일상생활을 잘해내지 못함
기타	• 성발달 수준은 일반인보다 다소 늦어지거나 거의 같음 – 적절하지 못한 성교육이나 성충동 조절능력과 판단력의 미숙으로 성적 탈선이나 성범죄율이 높다는 점에 유의해야 함 • 정신장애 동반 – 조현병, 정동장애 등 다른 정신장애 유병률은 일반인보다 3~4배 높음

5. 진단

진단	• 전문가의 지적기능의 전반적 평가에 의함 • 문진을 통해 가족력, 유전적 질환, 출생 전후의 병력을 알아본다. 신체발달과 건강상태를 검사함 • 특징적인 두부, 안면, 그리고 신체 – 얼굴 기관들 사이의 거리가 먼 격리증(hypertelorism) – 낮은 코 – 내안각주름(epicanthal fold) 및 각막 혼탁(corneal opacity) – 귀의 기형 – 튀어나온 혀

진단	– 치아의 기형 등 • 시청각장애, 언어장애, 뇌전증 등의 합병 유무를 조사함 • 염색체 검사 – 임신 15주쯤 aminotic fluid cell을 채취함 → cytogenetic 및 biochemical study를 함 – 35세 이후 임신한 경우 이 검사를 고려해야 함

※ DSM-5 지능장애(Intellectual Disabilities)

지능장애(지적발달장애)는 개념적, 사회적, 그리고 일상적 영역에서의 지적 및 적응적 기능 모두가 저하된 경우이며, 이는 발달시기에 발생한다. 아래 세 가지 기준이 만족되어야 한다.

A. 지적기능의 저하. 여기에는 논리 문제해결능력, 계획, 추상적 사고, 판단, 학업성취도, 그리고 경험으로부터의 학습 등이 포함되며, 이는 임상적 평가 및 표준화된 개별적 지능검사로 확인되어야 한다.

B. 적응능력의 저하 및 이로 인해 개인적 독립과 사회적 책임의 발달적 및 사회문화적 기준을 만족시키지 못하는 경우, 지속적인 도움 없이는 일상생활의 한 가지 이상의 영역(가정, 학교, 직장, 그리고 사회 등 다수의 환경에서 의사소통, 사회적 참여, 그리고 독립적인 생활 등)에서 적응능력의 저하로 인해 기능이 제한되게 된다.

C. 지적 기능 및 적응능력의 저하는 발달시기에 시작된다.

특정성 : 현재 심한 정도에 따라 경도, 중등도, 고도, 최고도 등을 두고 있다.

6. 치료

• 지능장애가 생기는 병의 경과를 단축시키고, 지능장애의 후유증과 사회적 제한을 최소화하는 것

9.2 경계형 지능기능(borderline intellectual functioning)

1. 지능지수 IQ가 70~84범위인 경우
2. 인구의 6~7%함
3. 적응능력이 부족하여 사회적, 직업적 기능을 수행하기 어려움
   1) 정신장애 원인이 없더라도 이들은 좌절이나 당황과 같은 심한 감정적 고통을 느낌
   2) 이들은 특정분야에서는 능력을 잘 발휘할 수도 있음

S.U.M.M.A.R.Y

1. DSM-5

1) 지능장애의 진단을 지능점수 IQ scores에만 근거해서 진단하지 않음
2) 적응기능 평가(adaptive-functioning assessments)를 추가함
3) 적응기능의 정의
   (1) 환경의 요구에 대응(coping)하는 능력
   (2) 개인적 자립성(independence) 획득 능력
   (3) 나이, 사회문화적 배경, 지역사회 상황 등에 근거하여 기대되는 사회적 책임 완수능력 등
4) 적응기능의 평가
   • 개념적(conceptual), 사회적(social), 실제적(practical) 등 세 영역을 평가함

2. 원인

1) 유전적 원인

(1) 염색체 장애

① Down 증후군
② Fragile X 증후군
③ PraderWilli 증후군
④ Patau 증후군
⑤ Edwards 증후군
⑥ cri-du-chat 증후군

(2) 유전장애

① 대사장애
② Rett 장애
③ 기타

2) 산전원인(prenatal factor)

(1) 풍진 매독, 단순포진, AIDS

① 임신중독증
② 산모의 만성적 질환과 잘 조절되지 않는 질환
   • 당뇨병, 빈혈, 고혈압, 신장염, 영양실조, 술이나 마약, 흡연 등

3) 주산기 원인(perinatal factor)

(1) 미숙아

① 주산기 저산소증
② 산후 저산소증(postnatal hypoxia)
③ 출산 시 기계적 상해
④ 출생 후 원인(postnatal factor)

4) 환경적 요인

• 특이한 기질적 병변 없이 양육의 잘못, 사회적, 언어적 기타 자극의 결핍 등 불리한 환경조건으로 인해 지능장애가 생긴 것을 말함

3. 임상양상

1) 지능장애

(1) 낮은 지능과 적응행동의 장애
(2) 각종 정서 및 행동 장애
(3) 신경학적 장애

2) 지능의 저하

• 문제해결능력, 계획 추상적 사고, 판단, 학업성취도의 저하로 나타남

3) 적응능력의 저하

• 도움 없이는 일상생활을 잘해내지 못함

4) 기타

4. 진단

1) 특징적으로 두부, 안면, 그리고 신체 전체에 기형이 있는 수가 많음
(1) 얼굴 기관들 사이의 거리가 먼 격리증(hypertelorism)
(2) 낮은 코
(3) 내안각주름(epicanthal fold) 및 각막 혼탁(corneal opacity)
(4) 귀의 기형
(5) 튀어나온 혀
(6) 치아의 기형 등

5. 치료

• 지능장애가 생기는 병의 경과를 단축시키고, 지능장애의 후유증과 사회적 제한을 최소화하는 것

OCCUPATIONAL THERAPY

10

C·H·A·P·T·E·R

소아·청소년 정신의학

2024 OCCUPATIONAL THERAPY

꼭! 알고 넘어가기!!

- 의사소통 장애의 종류와 특성을 이해한다.
- 자폐의 원인과 특성을 반드시 이해해야 한다.
- ADHD의 개념과 증상을 이해해야 한다.

10.1 의사소통장애(communication disorders)

1. 개념

의사소통(communication)의 정의	• 다른 사람의 행동, 생각 또는 태도에 영향을 미치는 어떠한 언어적 또는 비언어적 행동
DSM-5의 의사소통장애	• 환자가 속한 지역사회에서 공유되는 언어적, 비언어적 및 문자 상징과 체계를 인지하고 표현하고 처리하고 이해하는 능력에 장애가 생긴 것

2. 언어장애

개념	• 소아의 말하는 언어표현 능력이 정신연령에 적절한 수준보다 현저히 낮은 경우 • 언어이해능력 　– 정상수준이나 언어표현능력이 기대수준보다 낮아, 어휘를 적절히 생각해내거나 구사하지 못함 • 시제를 정확하게 사용하지 못함 • 종속절이 포함된 복문을 만들기 어려움 • 발음상의 이상은 있기도 하고 없기도 함
임상양상 및 진단	① 주요 증상 　• 소아의 나이 또는 지적능력보다 훨씬 낮은 표현성 언어능력을 보이는 것 　　– 다른 사람이 말하는 것을 알아듣고 이해하는 수용성 언어능력은 비교적 정상이지만, 자기가 뜻하는 바를 올바르게 표현하지 못함 　• 심한 경우 3세 이전에도 알 수 있음 　• 대체로 조기 청소년기까지는 잘 드러나지 않음

임상양상 및 진단	• 말을 하기 시작하였을 때 현저하게 드러남 　– 발음이 미숙하여 특정 발음을 빼먹거나 다른 발음으로 대체함 • 흔히 읽기능력도 불충분하여 결국 학습장애가 초래됨 • 낮은 자아상, 좌절감 등으로 우울증 등의 정서장애도 올 수 있음 • 과다활동, 주의력 장애, 엄지손가락 빨기, 유뇨증, 사고호발경향 및 행동장애도 흔히 동반되어 나타남 ② 소아 • 18개월이 되어도 '엄마', '아빠'와 같은 단순한 말도 하지 함 　– 몸짓이나 손짓으로 표현하기도 함 • 의사소통을 하고 싶은 것 같이 보이고, 눈 접촉을 유지하고, 어머니에게 잘 대하고, 까꿍놀이를 즐김 • 나이 어린 소아 　– 음성장애를 자주 볼 수 있음 　– 발달성 조정장애, 읽기장애도 흔히 동반됨

3. 언어발음장애

개념	• 언어기술은 정상적이지만 말하기 소리(speech sounds)를 구사하는 수준이 정신연령에 적절한 수준 아래에 있는 경우 　– 부적절하거나 분명하지 못한 발음장애 • 나이나 지능에 비해 언어음 전달이 정확하지 않거나 부적절하거나 지연되는 경우
임상양상 및 진단	• 언어발달상 부적절한 자음 사용 예 ㅋ 대신 ㅌ을 발음하기 　– 같은 자음의 대치나 한 음절의 마지막 자음을 생략하기 • 가장 빈번하게 잘못 발음되는 자음 　– ㅅ, ㅆ, ㅊ, ㅈ 등으로 언어발달과정에서 후천적으로 습득된 것 • 장애가 심한 경우 및 어린 소아 　– ㅂ, ㅁ, ㅌ, ㄷ, ㄴ, ㅎ 같은 자음의 발음이 틀릴 수도 있음 • 하나 또는 그 이상의 자음에 장애가 올 수 있지만 모음이 틀릴 경우는 거의 없음 • 한 음절의 마지막 자음을 생략함(예 car의 r) • 어려운 음소는 부정확한 음소로 대치함 • 드물게 부적절한 모음을 첨가함(예 "어, 그래서, 어, 너 지금, 어, 뭐 할 거니?") • 음소생략 　– 가장 심한 발음장애임

임상양상 및 진단	• 음소대치가 두 번째이고 음소왜곡이 가장 경한 장애임 • 소아기 초기에 발견됨 – 장애가 심한 경우에는 약 3세에서 발견됨 – 덜 심한 경우는 6세까지 발견되지 않을 수도 있음 • 기타 : 생략, 왜곡, 대치는 말을 배우는 정상적인 언어발달과정에서도 볼 수 있음

4. 소아기 발병 유창성 장애(말더듬)

개념	• 대부분 소아기에 발생함 • 말할 때 음이나 음절을 자주 반복하거나 지연시킴 – 한 단어 사이를 쉬어서 발음하기 때문에 유창하게 말하는 것이 나이에 비해 현저한 장애가 있을 때 진단됨
임상양상 및 진단	① 발병 • 보통 12세 전에 나타남 • 대부분 18개월~9세 사이에 나타남 • 2~3.5세 사이와 5~7세 동안에 가장 빈번함 ② 증상 • 증상은 몇 주에서 몇 개월에 걸쳐 서서히 나타남 • 대개 첫 자음의 반복으로 시작되며 점차 긴 단어나 구절의 첫 번째 단어를 반복하면서 점차 악화되어 감 • 구두로 읽거나, 노래하거나, 인형이나 애완동물에게 이야기할 때는 말더듬기가 없어지는 경우가 많음 ③ 말더듬기 4단계

단계	내용
1단계	• 학령전기에 발생함 • 처음에는 일시적으로 나타남 • 수주나 수개월간은 말을 더듬지 않는 시기가 있음 – 이때 회복률이 높음
2단계	• 보통 초등학교 때 발생함 • 만성적임 • 명사, 동사, 형용사, 부사 등 말의 주요 부분만 더듬게 됨
3단계	• 보통 8세 이후와 성인기에 나타남 • 대부분 후기 소아기와 초기 청소년기에서 발생됨 • 교실에서 암송할 때, 낯선 사람과 말할 때, 가게에서 물건을 살 때, 전화할 때와 같은 특수한 상황에서 말을 더 많이 더듬게 됨
4단계	• 전형적인 말더듬기가 후기 청소년기와 성인기에 나타남

5. 사회적(실용적)의사소통장애(social communication disorder)

개념	• 자폐증 스펙트럼 장애의 두 가지 증상 중 하나 • 사회적 의사소통과 상호작용의 장애는 심하게 있으나, 제한적 반복행동패턴은 없는 경우 – 분리하며 사회적 의사소통장애로 명명함 • 자연스러운 문맥으로나 사회적 실용성 측면에서 언어적 및 비언어적 의사소통을 잘 못함 – 사회적 관계와 담론에 대한 이해 발달이 저해되는 것 • 단어사용이나 문법문제 또는 일반적 인지능력의 장애가 아님
임상양상 및 진단	• 언어적 및 비언어적 의사소통에 있어 실제로 의미 있는 의사소통을 못하는 것 – 인사, 정보교환, 맥락, 상황이나 상대의 요구에 맞추기 위한 소통방식의 변화 등 사회적 목적을 위한 의사소통 능력이 부족함

※ DSM-5의 사회적(실용적)의사소통장애(Social(Pragmatic) Communication Disorder)

언어와 비언어적인 의사소통의 사회적 활용에 있어 지속적인 어려움이 있다. 그 양상은, 사회적 맥락에 적절한 방식으로 인사나 정보교환 등 사회적 목적을 위해 의사소통하지 못하고, 상황이나 청자에 따라 의사소통 방식을 변화시키는 능력에 장애가 있는데, 예를 들어 놀이터에서 말할 때와 교실에서 말할 때, 어른에게 말할 때와 아이에게 말할 때 다르게 말하는 것, 그리고 과도하게 격식을 차린 언어를 사용하지 않는 것 등이 포함된다.

대화나 이야기를 할 때의 암묵적인 규칙을 따르는 것, 규칙에는 대화에서 번갈아 말하기, 잘못 이해하였을 때에는 좀 더 분명히 말하기, 상호작용을 조절하기 위해 언어와 비언어적 신호들을 사용하는 것 등을 잘 못한다. 명시적으로 전달되지 않은 내용을 유추하는 것과 숙어, 유머, 상징, 그리고 상황에 따라 다중의 의미를 갖는 언어 등 언어의 비문자적이거나 모호한 사용에 대해 어려움이 있다.

이러한 장애로 인해 효율적인 의사소통에 제한이 있으며, 이는 사회적 참여, 학업적 성취 혹은 직업적 성과에 지장을 준다. 그리고 증상은 초기 발달시기에 발생한다(그러나 어려움은 사회적 의사소통 요구가 능력치를 초과할 때까지 분명하게 나타나지 않을 수 있다). 또한 이러한 장애는 다른 의학적, 신경학적 상태나, 단어 구조와 문법 영역의 능력의 저하로 인한 것이 아니고, 자폐증 스펙트럼 장애, 지적장애(지적발달장애), 전반적 발달지연, 혹은 다른 정신과질환으로 설명되지 않는다.

10.2 자폐증 스펙트럼 장애(autism spectrum disorder)

1. 개념 및 역학

개념	• DSM-5의 개념 – 사회적 소통과 사회적 상호작용 및 제한된/반복적 행동패턴을 포함시킴 • 증상이 3세 이후에 생겨도 진단기준에 포함되도록 함

역학	• 대부분 36개월 이전에 나타남 • 여아보다 남아에서 4~5배로 많이 발생함 • 여아는 남아보다 인지장애가 더 심함 • 사회, 경제적 계층과 상관이 없음

2. 임상양상

개요	• 증상은 초기 발달시기에 발생함 • 기본적 핵심증상 – 사회적 소통과 사회적 상호작용 – 제한된 그리고 반복적 행동패턴(restrictive and repetitive behavior patterns)
사회적 상호관계의 장애	① 상호작용의 문제 • 대인관계가 질적으로 장애가 되어 부모나 다른 사람과의 사회적 관계를 발전시키지 못함 • 사회적 관계를 갖고 유지하고 이해하는 것에 장애가 있음 • 질적인 장애, 의사소통 및 언어발달 장애, 행동장애와 현저하게 제한된 활동 및 관심 등이 특징임 • 사회적 의사소통 요구가 능력 범위를 초과할 때까지 분명하게 나타나지 않을 수 있음 • 다양한 사회적 상황에 맞춰 행동을 조절하지 못함 • 상상놀이를 하거나 친구를 만들기 어려움 • 또래에 대한 관심이 없음 ② 사회적, 정서적 상호작용의 장애 • 사회적 접근이 부적절함 • 정상적인 대화의 주고받기를 하지 않음 • 다른 사람들과 관심사, 감정 혹은 애착의 공유가 적음 • 사회적 상호작용을 시작하거나 응답하지 못함 • 사람에 대한 반응의 결여 – 유아기 때부터 social smile이 거의 없음 – 사람들과의 눈 접촉(eye contact)을 피함 – 신체적 접촉을 싫어함 – 혼자 지내려 함 ③ 언어적 의사소통과 비언어적 의사소통의 통합 실패 • 몸짓이 이상함

사회적 상호관계의 장애	• 몸짓을 이해하고 사용하지 못함 • 표정이나 비언어적 의사소통이 전혀 없음 ④ 부모에 대한 애착행동의 결여 • 유아기에 부모를 쳐다보지 않음 • 부모가 안아주려고 하면 꼭 안기려고 하지 않음 – 바둥거리는 등 특정 사람과의 유대관계를 제대로 형성하지 못함 ⑤ 기타 • 외인불안stranger anxiety이나 이별불안이 없었던 경우가 많음 • 학령기가 되어도 친구가 없음 • 성인이 되어도 대인관계나 이성 관계를 제대로 못함 – 극히 소수만 결혼을 함 • 매우 한정적이고 고착된 관심사를 보임 – 그 강도나 초점이 비정상적임 예 사람이 아닌 대상(예를 들면 특별한 장난감, 세탁기 같은 사소한 물건 등)에 관심이 많음
의사소통 및 언어장애	• 말할 때가 지났는데도 전혀 말이 없음 • 괴상한 소리를 지르거나, 인칭대명사를 제대로 사용하지 못함 예 나를 너라고 한다. "나, 장난감 가지고 놀래?" • 반향언어(echolalia)를 보임 • 유아기 때도 옹알이를 하지 않는 등 언어발달이 비정상이거나 늦음 • 약 40%에서는 평생 동안 언어발달이 이루어지지 않음
행동장애	• 괴상한 행동을 반복적으로 되풀이하는 상동적(stereotyped)인 행동을 보임 – 물건의 사용 혹은 말하기에도 보임 예 간단한 운동 상동증, 장난감을 줄 세우기, 물체를 뒤집는 행동, 기이한 구절을 말하기, 발가락 끝으로 걷거나 몸을 주기적으로 흔듦 등 • 주위환경의 변화에 대한 저항이 많아서 새로운 환경이나 새로운 경험을 받아들이지 못함 • 똑같은 것만을 고집하고 이를 그대로 유지하려는 경향이 있음 – 어디를 가도 같은 길로만 가기 – 관습적으로 인사하기 – 한 가지 음식만 먹기 – 특정 대상이나 장난감에 병적으로 지속적인 애착 보이기 – 한 가지 질문을 반복적으로 되풀이하기 등

행동장애	• 언어적 혹은 비언어적 행동의 관습을 완강하게 고수하려 함 • 작은 변화에도 매우 스트레스를 받음 • 변화를 힘들어하고 사고에 융통성이 없음 • 놀이는 단순하고 반복적이고 비기능적이며 비사회적임 – 다양하지 못하고 제한되어 있음 – 창조적이거나 상상력이 풍부한, 호기심에 찬 탐구적 놀이요소가 결여되어 있음
과다활동	• 자폐아에서 흔히 보이는 증상 • 주의가 산만하고 부산하며 가만히 있지 못하고 아무 물건이나 만짐 • 머리를 박는다든지, 살갗을 할퀴거나 물거나 머리카락을 뽑는 등의 자해행위를 보임 • 기타 불면증, 식사문제, 유뇨증, 유분증 등이 자주 나타남
지각장애	• 감각적 자극에 대해 과도한 크거나 작은 반응성, 혹은 환경의 감각적 측면에 대한 특이한 관심을 보임 – 통증이나 기온에 대한 무관심 – 특이한 소리나 감촉에 대한 혐오반응 – 물체를 과도하게 냄새 맡거나 만지는 행동 – 빛이나 움직임에 대해 시각적으로 매혹됨 • 외부자극에 대해 과장되게 반응하거나 반응을 보이지 않음 – 천둥소리에는 아무런 반응이 없음 – 전화벨 소리에는 깜짝 놀람 – 신체 통증에 둔감하여 많이 다쳐 아픈데도 울지 않음
정서장애	• 소수의 장애아 – 갑작스런 기분변화를 보임 – 특별한 이유 없이 울거나 웃기 • 기타 비특징적 문제들이 다양함
지능장애	• 지능장애가 70～80%에서 나타남 • 40～50%에서 중등도 이하의 지능장애를 보임 • 30%정도에서 강한 지능장애가 나타남 • 10～20%만이 IQ 70 이상 • 약 10%에서는 경도 및 중등도의 정신지체인데도 특정 분야에 놀랄 만한 재능을 보이기도 함 – 단순암기, 계산, 음악, 그림 등

신체 특징	• 영리하고 매력적으로 보임 • 체구가 작은 편으로 2~7세 사이의 자폐아는 정상아보다 키가 작은 편임 • 미세한 신체이상이 비교적 많음 – 양손잡이 등
관련 신체장애	• 상기도 감염 또는 기타 감염의 빈도가 높음 • 과도한 트림, 변비, 설사 등 소화기계 장애가 자주 동반됨 • 열성 경련의 빈도도 높음

※ ICD-10의 임상유형

소아기 자폐증 (childhood autism)	3세 이전에 나타나는 병적 또는 장애된 발달로, 사회적 상호작용, 의사소통, 제한된 상동적 반복적 행동 등 세 가지 영역에서 장애를 보인다. 기타 공포증, 수면장애, 섭식장애, 분노발작(temper tantrums), 사신에게 향하는 공격성 등 여러 가지 비특이적 장애들을 보인다.
비정형 자폐증 (atypical autism)	3세 이후에 발현되며 자폐증이란 진단에 요구되는 세 가지 정신병리학적 기준(말하자면 사회상호작용의 상반서, 소통의 상반성, 제한되고 동일화된 반복적 행동)의 하나 혹은 두 개가 없는 비전형적 발달장애이다.
레트증후군 (Rett syndrome)	1965년 Rett가 22명의 여아를 보고하였다. 아직까지는 7개월에서 24개월 사이 여아에서만 발견되는 장애이다. DSM-5에서는 이를 자폐증 스펙트럼 장애로 통합되었다. Rett 장애의 정확한 원인은 밝혀지지 않았다. 여아에서만 발생하고 일란성 쌍둥이에서는 일치율이 100%라는 증례보고로 보아, 유전적 원인이 강하게 시사된다. 생후 6~12개월까지는 정상적으로 발달한다. 즉 운동능력, 머리둘레, 신체성장이 정상 범위에 속한다. 이후 심각한 퇴행현상을 보인다. 6~24개월 사이에 점진적으로 뇌장애(encephalopathy)가 발생하면서 두뇌성장이 감퇴되면서 뇌가 작아진다(microcephaly). 부분적 또는 전반적으로 언어기능이 손상되는데, 이미 배워서 습득한 말을 하지 못하게 되어 수용성, 표현성 의사소통장애가 온다. 운동기술을 잃고 목적성 손 운동이 소실되고, 특징적인 손을 비틀거나 손가락을 핥거나 물어뜯거나 손으로 쓰는 것 같은 상동운동(hand-writing stereotypy)이 나타난다. 그리고 불규칙적인 호흡, 과호흡증, 무호흡 등의 호흡기계 증상 등이 나타나기 시작한다. 정신운동지체와 더불어 사회적 발달, 놀이발달이 중지되나 사회적 관심은 유지된다. 4세경에는 ataxia 및 apraxia 등 운동실조를 보인다. 이어 흔히 choreoathetoid movement가 나타난다. 척추측만증(scoliosis)이 많이 동반된다. 대개 고도의 정신지체가 동반된다. Rett 장애아의 60~75%에는 뇌전증이 동반된다. 질병이 경과되면 근육긴장도(muscle tone)가 증가하여 근육강직이 일어나 약 10년이 지나면 대부분 휠체어를 사용하게 된다. 또한 말도 할 수 없게 된다. 이처럼 Rett 장애가 전형적 자폐장애와 다른 점은 생후 6개월 이후에 심각한 발달, 성장장애를 보이고, 특징적인 손 운동이 있고, 언어능력이 완전히 소실되고 호흡기계 증상이 있다는 점이다.

3. 경과 및 예후

• 만성 질환임

예후	• 대체로 나쁜 편임 • 자폐아의 지능 정도와 언어발달 정도에 따라 결정됨
좋은 예후	• 처음 진찰할 때 지능이 70 이상 • 5~7세에 말을 하였음 • 특수교육을 받은 경우

4. 자폐증 VS 아스퍼거 장애 비교

아스퍼거 장애 (Asperger disorder)	• 대인관계에서 상호작용에 어려움이 있고 관심 분야가 한정되는 특징을 보임 • 정확한 원인은 모름 – 출산 시의 영향, 유전적인 영향, 신경학적인 요소 등 여러 가지 요인이 작용함 – 저산소증이나 출산 전후의 합병증을 가지고 있는 경우가 많음 – 가족 중에 아스퍼거 장애를 가진 사람의 확률이 높음 • 몸놀림이 둔하게 보이는 등의 신경학적인 이상을 보임 • 뇌파 검사나 CT, MRI 같은 영상검사 상 뇌에 이상을 보이기도 함 – 주요 증상 ◦ 사회적 대인관계에 문제가 발생함 ◦ 행동이나 관심분야, 활동분야가 한정되어 있음 ◦ 같은 양상을 반복하는 상동적인 증세를 보임 ◦ 사회적, 직업적으로 어려움을 겪게 됨 ◦ 전반적 발달 장애의 일종임
자폐증과의 차이	• 어린 시절에 언어 발달지연이 두드러지지 않음 – 두드러지는 언어 발달지연은 나타나지 않음 • 정상 언어발달을 보여도 현학적이거나 우회적인 언어를 사용하는 경향이 있음 – 의사소통의 실용성 면에서 어려움을 보임 • 아동은 대개 다른 사람과 있는 것을 좋아하고 말하기를 좋아함 – 대화가 효과적으로 이루어지기 어려움 • 언어 및 대화 – 말투에 운율이 부족한 것이 특징임 – 대화를 나누다 보면 말투나 내용이 과장되어 있다는 인상을 줌 – 눈치가 없다는 평가를 받기도 함 – 집착하고 있는 관심 분야에 집중되어 있음 – 의사소통 중에 얼굴 표정과 몸짓을 사용하는 경우가 적은 편임 – 말을 너무 많이 하거나 너무 적게 하는 경향이 있음 – 말을 할 때 억양이 이상함 → 밋밋하고 단조롭거나 과장됨 – 문맥에서 벗어난 부적절한 단어를 반복함 – 보통 사람이 듣기에 독특한 말을 하는 경향도 있음 – 대인관계에 관심이 있으나 상호교류가 잘 되지 않음 – 경우에 따라 몸을 움직이는 운동 기능의 둔함이 있기도 함

자폐증과의 차이	• 경과 및 합병증 – 뚜렛장애와 강박장애, 우울증이 같이 올수 있음 – 대개 유치원이나 초등학교에 들어가기 시작할 때 주변에서 알게 됨 – 나이가 들고 성숙해지면서 호전되기도 함

10.3 주의력결핍과다활동장애

1. 개념 및 역학

개념	• 낮은 집중력으로 인한 짧은 주의 집중기간, 충동성 및 과다활동의 문제
역학	• 가장 빈번한 소아정신질환 • 발생빈도 – 학령기 아동의 6~7% • 발병시기 – 보통 3~6세 – 초등학교에 입학할 때까지는 진단을 내리지 않음

2. 임상양상

DSM-5	• 부주의(inattention)와 과다활동–충동성(hyperactivity-impulsivity)이 주요 증상	
증상	• 장애는 12세 이전부터 나타남	
	유아기	• 자극에 지나치게 민감함 • 소음, 빛, 온도와 그 밖의 환경변화에 쉽게 과민반응을 보임 • 번잡스럽고 잠을 잘 자지 않고 많이 움
	성장 후	• 집이나 학교에서 가만히 앉아 있지 못하고 자리에 앉아도 안절부절못함 • 항상 지나치게 많이 움직이고 부산함 • 한 동작을 완전히 끝마치지 않고 다른 동작으로 옮겨 가는 경향이 있음 • 천방지축이라는 말을 듣게 됨 • 사소한 자극에도 폭발적으로 반응함

증상	성장 후	• 쉽게 울거나 웃음 • 충동성과 기다리지 못하는 것이 특징적인 증상임 • 무모하고 충동적이며 무분별함 • 규칙을 위반하고 사고를 잘 냄 • 점차 정서장애가 심해지고 결국 부정적 자아개념, 적대적, 공격적으로 악화됨 • 다른 아이들과 어울리지 못하고 고립됨 • 어른들과의 관계도 종종 나쁘게 됨
	학교	• 수업시간에 교사의 지시대로 행동하지 못함 • 주의가 산만하여 여러 번 지적당하는 등 교사의 특별한 배려를 받게 됨 • 읽기장애, 산술장애, 언어장애, 운동조정장애가 동반되는 경우가 많음
	기타	• 75%에서 공격적 및 반항적 행동장애가 나타남 • 인지장애가 보편적으로 나타남 • 운동 및 언어의 특수발달장애가 자주 동반됨 • 의사소통장애나 학습장애의 원인이 되기도 함 • 이차적 합병증으로 반사회적 행동이나 낮은 자부심을 지님

3. 경과 및 예후

- 대단히 다양함
- 청소년기나 성인 때까지 지속되기도 함
  - 사춘기 때에 호전되기도 함
  - 대개 과다활동은 쉽게 소실되나 주의력감퇴와 충동조절 문제는 오래 지속됨
- 25% 이상에서 성인기까지 증상이 지속됨
  - 과다활동은 감소하지만 충동성과 사고호발 경향은 그대로 지속됨
- 청소년기까지 지속되는 경우
  - 행동장애가 발생할 위험성이 큼
  - 상당수에서 반사회적 성격장애, 알코올 및 약물 중독자가 될 수 있음

10.4 특정 학습장애

1. 개념

학습장애의 정의	• 정상적인 지능과 신체를 가지고 있으면서도 읽기, 쓰기표현, 수학 등 3개의 분야의 학습 장애가 있는 경우임

2. 임상양상

1) 발병, 진단 등은 초등학교에 입학하여 학습을 시작하게 되면서 드러남
2) 정규교육을 받기 전부터 말이 늦거나 계산을 잘못함을 알 수 있음
3) 섬세한 운동기술이 결핍된 것을 알 수 있음

읽기장애 (impairment in reading)	• 지능이 정상임 • 지각장애가 없고 정상적 수업을 받는데도 글자를 인지하지 못함 • 느리게 또는 부정확하게 글을 읽음 • 철자를 빼먹거나 더하거나 왜곡해서 읽음 • 글을 읽는 속도도 느리며 읽은 글에 대한 이해력도 떨어짐 • 흔히 언어발달장애의 병력에 선행되기도 함 • 쓰기표현장애도 흔히 읽기장애와 연관됨 • 대개 7세경에는 확실히 드러남
쓰기표현장애 (impairment in written expression)	• 나이, 지능지수, 학력을 고려하여도 예상 외로 쓰기능력에 장애가 있음 • 초등학교 초기부터 생각한 것을 글로 쓰는 데 문제를 지님 – 단어나 문장으로 표현하는 데 문제가 나타남 – 2학년 때부터 간단한 문장을 쓸 때에도 문법을 틀리게 사용함 – 단어선택이 부족하거나 잘못되고 철자법도 부정확함 – 글 쓰는 솜씨도 서투름 • 대부분 산수 외의 다른 과목의 학교성적에 문제가 생김 – 절망감이 생겨 만성 우울장애에 빠지기도 함 – 학교거절증, 무단결석, 주의력장애, 행동장애가 함께 오기도 함
수학장애 (impairment in mathematics)	• 학력, 지능지수를 고려하여도 예상 외로 산술능력에 장애가 있는 것 • 대체로 8세가 되면 확실하게 나타남 • 숫자를 세고 더하고 빼는 등의 기본적인 수의 개념이 나이에 비해 현저하게 떨어짐 – 다른 분야에서는 정상적인 지적 기능을 나타냄

수학장애 (impairment in mathematics)	• 수학장애 발생 분야 – 언어능력 : 산술용어를 이해하고 산술기호로 바꾸는 것을 못함 – 지각능력 : 기호를 인지하고 이해하며 뒤섞인 수를 배열할 수 있는 능력이 부족함 – 수리능력 : 덧셈, 뺄셈, 곱셈, 나눗셈을 기본적인 계산방식대로 잘 하지 못함 – 주의력 능력 : 계수를 정확하게 복사하고 계산 기호를 따르는 것을 잘 하지 못함

10.5 운동장애

1. 발달성 조정장애(developmental coordination disorder)

개념	• 전반적 지능발달 지연이나 선천성 또는 후천성 신경학적 장애로는 설명되지 않는 운동장애 중의 하나 • 운동기술장애(motor skill disorder) – 걷기, 기어 다니기, 앉기, 집기 등 운동조절능력에 현저한 장애가 있는 경우 – 학업성취나 일상 활동에 현저한 지장이 있음
임상양상 및 진단	• 나이와 발달단계에 따라 다양하게 나타남 • 빠르면 유아기부터 그 증상이 나타남 • 나이가 어린 경우 – 몸을 뒤집거나, 기어 다니거나, 앉거나, 서거나, 걷거나, 단추를 채우거나, 바지를 입고 지퍼를 올리는 데 지장이 나타남 • 2~4세 – 운동조정을 요하는 거의 모든 행동에서 장애가 나타남 – 물건을 제대로 잡지 못하고 떨어뜨리며 걸음걸이도 불안정함 • 나이가 어느 정도 있는 소아 – 퍼즐맞추기나 블록쌓기 등의 게임, 공을 차고 놀거나, 글씨를 쓰거나, 그림을 그리는 것을 잘 하지 못함 • 학습장애, 의사소통장애, 파괴성 행동장애, 주의력결핍장애가 동반되는 경우가 흔함 • 이차적으로 학교생활에 장애가 올 수 있음

2. 상동적 운동장애(stereotypic movement disorder)

개념	• 인지되는 정신과적(또는 신경학적) 상태의 한 부분이 아님 • 수의적, 반복적, 상동적, 비기능적, 그리고 흔히 리듬적 운동을 나타내는 장애임
임상양상 및 진단	① 비자해적(non-self injurious) 운동의 사례 • 몸 흔들기(body-rocking) • 머리흔들기(head-rocking) • 털 뽑기(hair-plucking) • 털 비꼬기(hair-twisting) • 손가락 튀기기 버릇(finger flicking mannerisms) • 손바닥 치기(hand-flapping) • 손 비틀기 • 기타 신체부분을 반복하여 움직이기 등 ② 상동성 자해(self-injurious) 행동의 사례 • 반복적 머리 부딪치기(repetitive head-banging) • 얼굴 때리기(face-slapping) • 눈 찌르기(eye-poking) • 손, 입술, 또는 다른 신체부위 깨물기(biting) • 피부 후비기(skin picking) 등

3. 틱장애

틱(tic)의 정의	• 갑작스러운, 빠른, 반복적, 또는 비리듬적인 운동 또는 소리내기
임상양상 및 진단	• 고의성이 없으며 갑자기 나타남 • 보편적인 단순운동 틱의 사례 – 눈 깜박임 – 고개의 까딱임 – 어깨 으쓱하기 – 얼굴 찡그리기 등 • 단순 목소리 틱의 사례 – 목 고르기(throat clearing) – 코 킁킁거리기 – 개 짖는 소리 – 쉿소리 내기(hissing) 등

임상양상 및 진단	• 복합형 운동 틱의 사례
	  – 자신을 때리기
	  – 뛰어오르기
	  – 앙금발로 걷기 등
	• 복합형 목소리 틱의 사례
	  – 특수한 단어 반복하기
	  – 사회적으로 받아들여질 수 없는 말의 반복
	  – 자신만의 단어를 되풀이함 등
	• 기타
	  – 스트레스에 의해 악화되고 잠잘 땐 소실됨
	  – 잠시 억제할 수 있으나 오랜 기간 동안 억압하면, 어느 순간 갑자기 많이 나타남

일과성 틱장애 (provisional tic disorder)	• Transient tic disorder라고도 함 • 일시적으로 단순 또는 다발성 운동/음성 틱이 나타남 • 유사한 증상은 소아기에서 많이 볼 수 있음 – 대부분 더 심한 틱장애로 이행되지 않지만 스트레스가 있을 때 재발함
만성 운동성 또는 음성 틱장애 (chronic motor or vocal disorder)	• 만성적으로 단일 또는 다수의 운동 틱이나 음성 틱이 있는 경우 • 6~8세 때 발병한 경우에서 예후가 좋음 • 대개 수년간 지속되다가 초기 사춘기 때 중단됨

뚜렛장애
(Tourette's disorder)
	• 다양한 운동 틱과 1개 또는 그 이상의 음성 틱이 1년 이상 지속될 때를 말함
	• 틱 증상들은 동시에 나타날 수도 있고, 각기 다른 시간에 나타날 수도 있음
	• 틱이 다중적이며 반복적인 폭발적 발성이나 기침 등이 동반됨
	• 발병
	  – 틱의 평균 발병연령은 7세
	  – 빠르면 2세에도 나타남
	  – 늦어도 16세 이전에 발병
	  – 청년기에 더 심해지며 성인기까지 지속되는 경향이 있음
	• 초기 증상
	  – 얼굴과 목에 나타나고 점차로 신체하부, 즉 몸통(호흡기 및 소화기계통), 상지, 하지로 확대됨
	  – 가장 흔한 초기 증상은 눈 깜박거림임
	    → 다음은 머리의 틱, 얼굴 씰룩거림임
	• 얼굴과 머리에 오는 틱
	  – 이마를 찌푸리거나 눈을 깜박거리거나 코에 주름살 짓기

뚜렛장애 (Tourette's disorder)	– 입술을 깨물거나 얼굴을 씰룩거리거나 머리를 끄떡이거나 흔들기 – 목 비틀기 등 • 음성 틱 – '음음'하며 혀를 차기 – 말하면서 '끙끙'거리기 – '악', '윽' 등 비명소리 내기 – 개 짖는 소리 내기 – 코를 킁킁거리는 소리 – 무엇을 빨거나 입맛 다시는 소리 등 • 기타 – 한 부위의 틱이 심하였다 덜해지거나, 다른 부위의 틱이 새로 나타나거나 악화하는 양상이 계속 반복됨

4. 경과 및 예후

- Tourette 장애는 치료받지 않을 경우 예후가 만성적이며 평생 동안 나타나기도 함

5. 치료

일과성 틱장애	• 초기에는 틱 증상을 가족이 무시하는 것이 좋음
Tourette 장애	• 가장 효과적인 치료방법은 약물치료임

1. 의사소통장애(communication disorders)

1) 의사소통(communication)의 정의
   - 다른 사람의 행동, 생각 또는 태도에 영향을 미치는 어떠한 언어적 또는 비언어적 행동
2) DSM-5의 의사소통장애
   - 환자가 속한 지역사회에서 공유되는 언어적, 비언어적 및 문자 상징과 체계를 인지하고 표현하고 처리하고 이해하는 능력에 장애가 생긴 것

2. 언어장애

1) 소아의 말하는 언어표현 능력이 정신연령에 적절한 수준보다 현저히 낮은 경우
2) 언어이해능력
   - 정상수준이나 언어표현능력이 기대수준보다 낮아, 어휘를 적절히 생각해내거나 구사하지 못함
3) 시제를 정확하게 사용하지 못함
4) 종속절이 포함된 복문을 만들기 어려움
5) 발음상의 이상은 있기도 하고 없기도 함

3. 언어발음장애

1) 언어기술은 정상적이지만 말하기 소리(speech sounds)를 구사하는 수준이 정신연령에 적절한 수준 아래에 있는 경우
   - 부적절하거나 분명하지 못한 발음장애
2) 나이나 지능에 비해 언어음 전달이 정확하지 않거나 부적절하거나 지연되는 경우

4. 소아기 발병 유창성 장애(말더듬)

- 말할 때 음이나 음절을 자주 반복하거나 지연시킴
  - 한 단어 사이를 쉬어서 발음하기 때문에 유창하게 말하는 것이 나이에 비해 현저한 장애가 있을 때 진단됨

5. 사회적(실용적) 의사소통장애(social communication disorder)

1) 자폐증 스펙트럼 장애의 두 가지 증상 중 하나
2) 사회적 의사소통과 상호작용의 장애는 심하게 있으나, 제한적 반복행동패턴은 없는 경우
   - 분리하며 사회적 의사소통장애로 명명함
3) 자연스러운 문맥으로나 사회적 실용성 측면에서 언어적 및 비언어적 의사소통을 잘 못함
   - 사회적 관계와 담론에 대한 이해 발달이 저해되는 것
4) 단어사용이나 문법문제 또는 일반적 인지능력의 장애가 아님

6. 자폐증 스펙트럼 장애(autism spectrum disorder)

1) DSM-5의 개념
   - 사회적 소통과 사회적 상호작용 및 제한된/반복적 행동패턴을 포함시킴

2) 증상이 3세 이후에 생겨도 진단기준에 포함되도록 함

7. 주의력결핍과다활동장애

- 낮은 집중력으로 인한 짧은 주의 집중기간, 충동성 및 과다활동의 문제

8. 일과성 틱장애(provisional tic disorder)

1) Transient tic disorder 라고도 함
2) 일시적으로 단순 또는 다발성 운동/음성 틱이 나타남
3) 유사한 증상은 소아기에서 많이 볼 수 있음
   - 대부분 더 심한 틱장애로 이행되지 않지만 스트레스가 있을 때 재발함

9. 뚜렛장애(Tourette's disorder)

1) 다양한 운동 틱과 1개 또는 그 이상의 음성 틱이 1년 이상 지속될 때를 말함
2) 틱 증상들은 동시에 나타날 수도 있고, 각기 다른 시간에 나타날 수도 있음
3) 틱이 다중적이며 반복적인 폭발적 발성이나 기침 등이 동반됨

OCCUPATIONAL THERAPY

11

C·H·A·P·T·E·R

물질 관련 및 중독성 장애

꼭! 알고 넘어가기!!

- 물질관련 용어들을 반드시 정의 할 수 있어야 한다.
- 다양한 물질의 특성과 증상을 반드시 암기해야 한다.

11.1 용어

1. 물질

- 뇌에 영향을 미쳐 의식이나 마음상태를 변화시키는 물질을 말함

Club drugs	• 댄스클럽, 바, 철야파티 등에서 사용하는 약물/물질들 • 대표적 물질 : methamphetamine(필로폰) • 기타 : MDMA(ecstasy), LSD, GHB(gammahydroxybutyrate), ketamine, flunitrazepam 등
물질남용 (substance abuse)	• 의학적 사용과는 상관없이 약물이나 물질을 과잉으로 지속적으로 또는 빈번히 사용하고 또한 그 약물에 의존함으로써 개인의 신체적 및 정신적 건강을 해치고 사회적 또는 직업상의 기능장애를 초래하는 상태
물질사용장애 (substance use disorders)	• 하나 이상의 물질의 병적 사용하는 것(pathological use) – 의학적 사용과는 상관없이(대체로 쾌락 목적으로) 물질을 지속적으로 또는 빈번히 사용하여 임상적으로 유의한 장애와 고통과 부정적인 사회적 결과를 야기하게 되는 것을 말함

2. 중독성(addictive)

- 중독(addiction)의 정의
  - 흔히 중독으로 번역함
  - 물질에 취해 있는 상태를 말하는 중독(intoxication)과 구별되는 용어
  - 1회성이 아니라 심리적 의존이 있어 습관적으로 자주 중독(intoxication)상태에 있음
  - 약물효과를 갈망하고, 탐닉하고, 의존이 있어 중단하지 못하는 행동
  - 번역하자면 '습관성 중독'

습관화 (habituation)	• 물질을 계속 사용함으로써 긴장과 감정적 불편을 해소하려는 것을 말함
신경적응 (neuroadaptation)	• 물질의 반복투여로 나타난 뇌의 신경화학적 또는 신경생리적 변화를 의미함
내성 (tolerance)	• 물질을 사용하였을 때 효과가 점차로 감소하거나, 같은 효과를 얻기 위해 점차 용량을 증가시켜야 하는 상태를 의미함
교차 내성 (cross tolerance)	• 한 물질이 다른 물질과 효과가 같기 때문에 대처될 수 있음을 의미함

3. 물질 유도성 장애(substance-induced disorders)

물질중독 (substance intoxication)	• 기억, 지남력, 기분, 판단, 행동적·사회적·직업적 기능에 영향을 미치는 특정 물질에 의한 가역적 증후군
급성 중독 (acute intoxication)	• 급성의 직접적인 약리학적 효과에 의해 나타나는 정신생리적 기능의 장애 • 조직 손상이나 의학적 합병증이 없으면 시간이 지나면서 호전함 예 급성 술 취함, 약물에 의한 황홀경, 빙의 현상 등
물질금단 (substance withdrawal)	• 금단증후군(withdrawal or abstinence syndrome)과 동의어 • 물질의 사용을 중단하거나 사용량을 줄였을 때 일정기간 동안 나타나는 증상을 말함

4. 의존(dependence)

- 반복사용으로 인해 물질을 복용하려는 강한 열망 상태
- 사용을 절제하지 못하는 상태
- 다른 활동이나 의무보다 약물 사용을 더 우선시함

신체적 의존 (physical dependence)	• 생리적 의존(physiological dependence)이라고도 함 • 물질사용이 지속되면서 물질과 유기체 간의 상호작용의 결과로 나타나는 생리적으로 변화된 상태를 말함 – 신체적으로 금단증상을 피하기 위해 사용자가 물질을 계속해서 사용하게 되는 상태
심리적 의존 (psychological dependence)	• 습관화(habituation)와 유사한 개념 • 물질을 계속 사용함으로써 긴장과 감정적 불편을 해소하려는 것을 말함

갈망 (craving)	• 물질사용과 관련된 단서에 의해 유발되는 조건화됨 • 지속적인 물질 섭취에 대한 욕구를 말함

5. 치료

일반적 치료원칙	• 정신의학의 생물정신사회적(bio-psycho-social) 모델을 따름
	  – 약물치료
	  – 정신치료
	  – 사회적 치료 등

치료 목적	• 물질사용의 중단과 환자의 신체적·정신적 안녕 및 사회적 안녕의 추구 • 치료의 원칙은 예방임

11.2 알코올 관련 장애

1. 개념 및 역학

알코올중독 또는 알코올리즘 (alcoholism)의 정의	• 일반사회에서 허용되는 영양적 또는 사회적 용도 이상의 주류를 과량으로 계속해서 마심으로써 신체적·정신적 및 사회적 기능을 해치는 만성적 행동장애

역학	• 여성
	  – 일반적으로 여성이 남성보다 남용자 수가 적음
	  – 같은 양의 음주에 남성보다 혈중농도가 높음
	  – 여성의 합병증 위험도다 더 높음
	• 술을 일찍 마시게 된 청소년
	  – 성인이 된 이후 더 많은 알코올 문제로 고통 받게 됨

2. 임상양상

1) 알코올 사용 장애(alcohol use disorder) = 알코올 남용(alcohol abuse)

- 음주양태나 음주 시 증상이 다양하여 일정하게 말하기 어려움

초기의 변화들	• 직업능률의 저하 • 일상습관의 변화 • 생산성 감퇴 • 지각이나 무단결석 • 쉽게 기분이 변동됨 • 성격변화 등을 나타내기 시작함 • 자녀양육이나 가사를 태만히 하게 됨
증상이 악화될 경우의 변화	• 음주운전이나 기계조작 등 신체적으로 위험한 상황에서도 음주 – 싸움질 등 법적 문제가 발생될 수도 있음
지속적인 알코올 섭취	• 심각한 사회적 문제나 대인관계 문제 발생 • 중독 상태에서 배우자와의 격렬한 다툼의 발생 • 자녀학대 등

2) 알코올중독(alcohol intoxication)

(1) 증상은 개인차가 크지만 혈중농도에 따라 다르게 나타남
(2) 중독시간은 음주량과 음주속도에 따라 몇 시간에서 12시간까지 감
(3) 중독증상 정도는 혈중농도가 하강할 때보다 상승할 때 더 심함

※ 알코올의 대뇌 효과

혈중농도(g/dL)	효과	
0.05%	• 사고와 판단 및 억제가 느슨해짐 • 가벼운 운동실조 • 경도의 운동협응장애	• 말이 많아짐 • 다행감 등
0.10%	• 수의근의 운동이 눈에 띄게 서툴러짐 • 언어장애, 보행실조, 안구진탕 • 어눌한 말투	• 판단장애 • 반응시간지연 등
0.20%	• 뇌운동 영역이 전체적으로 억제됨 • 감정조절중추가 영향을 받음	• 기억상실, 이중시 • 체온저하, 오심, 구토 등
0.30%	• 혼동	• 인사불성(stuporous)이 됨
0.4~0.5%	• 혼수(coma)에 빠짐	
0.5% 이상	• 호흡 및 심박동 중추의 마비로 사망	

기억상실 **(black-out)**	• 취한 상태에서 일어난 일에 대해 알코올에 의한 전향적 기억상실(anterograde amnesia)을 말함 – 전형적인 예는 black-out • 기억상실이 있는 음주자들은 대부분 자신이 술 취한 상태의 행동을 두려워함
알코올 특이중독 **(alcohol idiosyncratic intoxication, pathological intoxication)**	• 중독을 일으키지 않을 정도의 소량의 술을 마시고도 심한 비적응적 행동변화를 보임 – 그 후의 일에 대해서는 기억하지 못함 • 행동변화는 주로 공격 또는 폭력 행위임 – 이전의 그 사람과는 전혀 다른 행동을 나타냄 • 혈중 주정농도가 떨어지면 몇 시간 내 정상으로 회복됨
알코올 의존 **(alcohol dependence)**	• 알코올에 대한 생리적 의존은 내성과 금단증상이 존재하는 상태 • 증거에 의해 진단됨 • 알코올 금단증상 – 장기간 동안 많은 양의 음주를 하다가 양을 줄인지 12시간 이상 경과한 후 나타남 – 금단 증상이 불쾌하고 강렬하기 때문에 후유증에도 불구하고 금단 증상을 피하기 위해 지속적으로 술을 마시게 됨 • 알코올 금단을 경험하지 않을 수도 있음

3) 알코올 금단(alcohol withdrawal)

증상	• 대다수의 알코올의존 환자들이 단주 시 경험하게 됨 • 환자의 건강 및 영양 상태가 양호하고 안정된 지지집단을 가지고 있는 경우 – 금단증상은 가벼운 감기 몸살처럼 지나가는 경우가 많음 • 며칠 이상 장기간의 지속적인 음주 중 갑자기 중단하거나 또는 감량하였을 때 나타남 • 몇 시간 내에 거친 진전이 나타남 – 손, 혀, 안검에 나타남 – 오심 및 구토, 무력감과 나른함이 나타남 – 자율신경기능 항진 : 빈맥, 발한, 혈압상승 – 불안, 우울 또는 과민성, 기립성저혈압 등이 나타남 – 구갈증, 두통, 말초부종, 수면장애, 악몽, 환각이 일시 나타날 수 있음 • 금주 후 12~18시간 나타남 – 진전섬망(delirium tremens)으로 이행하지 않을 경우 5~7일 이내에 자연 소실됨

알코올 금단섬망 (alcohol withdrawal delirium)	• 장기적인 알코올 중독자가 갑자기 음주를 중단하거나 또는 감량하였을 때 나타나는 섬망 상태를 말함 • 음주 중단 후 1~3일째에 시작함 – 4~5일에 최고조에 달함 • 전구증상 : 불안, 초조, 식욕 부진, 진전, 공포에 의한 수면장애가 선행됨 • 주 증상 : 섬망 • 기타 : 진전, 자율신경기능 항진, 망상, 환각, 안절부절못하는 행동, 지남력장애도 나타남

4) 음주와 관련된 신체장애

- 알코올 대사산물인 acetaldehyde가 독성 작용을 함
- 대사과정에서 산소자유기(free radical)를 만들어 독성을 나타냄

음주의 합병증	• 체내 젖산 증가로 불안 발작이 유발되기 쉬움 • 요산 증가로 통풍(gout)이 유발되기 쉬움 • 지질단백질과 중성지방 대사장애를 야기함 • 지방간, 간염, 간경화증이 유발되기 쉬움 • 기타 혈압상승, 심박출량 증가, 빈맥, 산소소모량 증가, 근혈 기능장애를 유발함

교통사고	• 음주운전에 의한 자동차 사고의 증가는 심각한 사회문제가 됨
	• 미국 통계
	  – 자동차 사고 사망자의 약 50%가 음주
	  – 자동차 사고 로 죽은 음주운전자의 대부분이 혈중 알코올농도가 0.1% 이상이었음

태아 알코올 증후군 (fetal alcohol syndrome)	• 임신 시 산모의 알코올 오남용으로 인해 나타남
	• 증상
	  – 발육지체, 안면부 및 두부 기형, 합지증 심방중격결손
	  – 중추신경계 이상 징후 : 정신지체, 행동장애 등

3. 경과 및 예후

예후가 좋은 경우	• 반사회적 성격장애나 동반된 물질사용 장애가 없는 경우 • 안정된 직장과 가정이 있고 알코올과 연관된 법적인 문제가 없는 경우 • 치료가 집중적으로 이루어지는 초반에 환자가 탈락하지 않고 협조적인 경우
기타	• 예후가 좋은 경우 1년 단주 성공률은 대략 60%에 이름

4. 치료와 재활

1) 알코올의존의 치료 3단계

개입 (intervention)	• 직면(confrontation)이라고도 불리는 첫 단계 • 치료 목표 – 알코올의존으로 인한 부정적인 결과들을 정확하게 인식하기 → 병식 또는 통찰(insight)을 갖게 하는 것 • 알코올 의존 문제를 부정해버리고 싶은 환자에게 치료동기를 부여함
해독 (detoxification)	• 해독에서 제일 중요한 내용 – 이학적인 관찰 및 평가 • 안정, 충분한 영양공급 등을 제공함 • thiamine을 포함한 비타민 투여 등 • 급성 중독상태인 경우 – 지지적 치료와 더불어 수분, 영양, 특히 비타민 공급 등이 필요함 • 금단증상이 있는 경우 – 환자를 안정시키고, 수액공급, 전해질교정, 영양공급, 특히 비타민공급이 필요함
재활 (rehabilitation)	① 개요 • 환자에게 단주에 대한 동기를 반복적으로 고취시킴 • 일상생활에서 술의 힘을 빌리지 않고 적절하게 적응할 수 있도록 도와줌 • 재활 단계 3요소 – 단주에 대한 동기를 계속 고취시키는 것 – 술을 마시지 않는 새로운 생활습관을 형성하도록 하는 것 – 재발을 예방하는 것 • 인지행동치료, 사회기술훈련, 행동치료, 동기강화치료, 개인정신치료, 집단치료, 가족치료, 자조집단 등이 사용됨 ② 입원치료의 대상 • 심각한 내과적 또는 정신과 문제를 동반하고 있는 경우 • 적절하게 외래 치료를 받을 수 있는 시설이 근처에 없을 경우 • 이전에 이미 외래치료만으로 단주에 실패한 경우 ③ 단주동맹(Alcoholic Anonymous; AA) • 1935년 알코올의존 환자였던 두 미국인에 의해 결성 – 민간 금주운동단체로서 자조집단(self-help group)임 • 현재 세계적으로 파급되어 금주와 환자의 자조 및 사회복귀를 도와주고 있음 • 우리나라에서도 비교적 활발히 활동 중임 • 교범으로 '12단계'가 사용됨 – 완전금주에 이르기까지 고백, 결심, 태도, 행동 등 지켜야 할 사항을 규정함

※ 12단계 전문

1단계	우리는 알코올에 무력하였으며 우리의 삶을 수습할 수 없게 되었다는 것을 사인하였다.
2단계	우리보다 위대하신 힘이 우리를 본정신으로 돌아오게 해주실 수 있다는 것을 믿게 되었다.
3단계	우리가 이해하게 된 대로, 그 신의 돌보심에 우리의 의지와 생명을 맡기기로 결정하였다.
4단계	두려움 없이 우리 자신에 대한 도덕적 검토를 하였다.
5단계	우리의 잘못에 대한 정확한 본질을 신과 자신에게, 그리고 다른 어떤 사람에게 시인하였다.
6단계	신께서 이러한 모든 성격상 결점을 제거해주시도록 완전히 준비하였다.
7단계	겸손하게 신께서 우리의 단점을 없게 해주시기를 간청하였다.
8단계	우리가 해를 끼친 모든 사람의 명단을 만들어서 그들 모두에게 기꺼이 보상할 용의를 갖게 되었다.
9단계	어느 누구에게도 해가 되지 않는 한, 할 수 있는 데까지 어디서나 그들에게 직접 보상하였다.
10단계	인격적인 검토를 계속하여 잘못이 있을 때마다 즉시 시인하였다.
11단계	기도와 명상을 통해서 우리가 이해하게 된 대로의 신과 의식적인 접촉을 증진하려고 노력하였다. 그리고 우리를 위한 그의 뜻만 알도록 해주시며, 그것을 이행할 수 있는 힘을 주시도록 간청하였다.
12단계	이런 단계들의 결과, 우리는 영적으로 각성되었고, 알코올 중독자들에게 이 메시지를 전하려고 노력하였으며, 우리 일상의 모든 면에서도 이러한 원칙을 실천하려고 하였다.

11.3 아편유사제 관련 장애

1. 개념

아편유사제 (opioid)	• 마약성 진통제(narcotic analgesics)임 • 아편계 약물 및 관련 합성 진통제, 헤로인, 아편류 작용이 있는 합성물질 등 – 효과의 강도는 다르나 모두 진통효과, 졸음, 다행감 유발효과 등을 가짐 – 대량 투여하면 진정마취작용이 있어 마약(narocotic)이라 부름 – 강력한 신체적 의존과 심각한 금단증상이 특징임 • 역사적으로 가장 오랜 그리고 가장 흔한 남용물질 중 하나
대표적 물질	① 아편(opium) • 양귀비의 수액임 • 모르핀은 아편에서 정제된 산물임 • 동남아시아(소위 golden triangle 지역)와 중동지역에서 많이 생산됨 • 모르핀은 흔히 정맥주사로 투여됨

대표적 물질	② 코데인(codeine) • 자연산으로 여러 진통제와 진해제에 포함되어 있음 • 다행감은 적고 경련 등 부작용이 심해 남용의 우려가 적은 편임 ③ Methadone • 효과가 모르핀과 흡사하나 작용시간이 길고 다행감이 적음 • 금단증상 치료에 이용됨 ④ Heroin • 반합성물질로 가장 널리 남용됨 • 매우 강력한 약물로 대개 정맥주사 형태로 투여됨

2. 진단과 임상양상

<table>
<tr><td rowspan="3">아편유사제
사용장애
(opioid use disorder)</td><td colspan="2">• 투여방법
– 경구투여, 피우기(아편), 코로 흡입하기, 정맥주사(해로인), 피하주사 등
• 자극제와 함께 정맥주사 되기도 함
• 흔히 사용하는 용량을 모르기 때문에 본의 아니게 과량 투여하기도 함</td></tr>
<tr><td>헤로인 행동 증후군
(heroin behavior syndrome)</td><td>• 청소년 의존자들이 대체로 보이는 행동양식
• 감추어진 우울증, 수동 공격형의 충동성, 실패에 대한 공포 등이 있음
• 열등감, 무망감, 공격성 등을 감추기 위해, 항불안 목적으로 약물을 사용함
• 참을성이 없고 대응전략이 부족하기 때문에 즉각적 만족을 추구함
• 무능감으로 인해 삶의 상황을 약물 사용으로 일시적으로 통제하려 함
• 같이 약물을 사용함으로써 친구와 사회적 대인관계를 유지하고자 함</td></tr>
<tr><td>합병증</td><td>• 점막의 분비가 줄어 입과 코가 마름
• 장운동 저하로 변비가 나타남
• 동공이 축소되어 시각장애가 있음
• 잦은 주사로 정맥혈관이 경화되며, 주사자국이 많음
– 혈관을 사용할 수 없게 되면 피부에 주사하기도 함
– 염증이 생길 수 있음
• 오염된 주삿바늘
– 감염이 나타날 수 있음
→ tetanus, botulism, 간염, 매독, HIV-AIDS 등
– 결핵도 흔히 발견되는 문제임</td></tr>
</table>

<table>
<tr>
<td>아편유사제
사용장애
(opioid use disorder)</td>
<td>합병증</td>
<td>• 코로 흡입하는 경우
– 코 점막에 상처가 생기고 nasal septum에 구멍이 나기도 함
• 성기능 장애도 흔함
– 성불능(impotence)
– 불규칙한 월경
– 불임 등
• 사망 원인
– 감염
– 과량복용
– 폭력
– 사고와 상해 등
• 여성 환자
– 태어난 아이가 저체중일 뿐 아니라 아편유사제 의존을 가지고 있는 수가 많음
– 출산 후 금단증상을 보임
→ 소아의 생명을 위협함</td>
</tr>
<tr>
<td>아편유사제 중독
(opioid intoxication)</td>
<td colspan="2">• 경도의 중독 시 증상
– 비적응적 행동변화가 나타남
– 다행감이 오고 따뜻한 느낌
– 사지의 무거운 느낌
– 구갈, 홍조, 가려운 느낌
– 졸음
• 처음 사용한 경우
– 불쾌감, 오심, 구토 등이 나타나는 경우가 많음
• 용량 증가로 인한 증상
– 주의력장애와 기억장애
– 언어장애
– 무감동, 정신운동지연
– 판단장애
– 사회적·직업적 기능의 장애
– 인격 변화
– 망상, 환각 등 정신병 상태
– 조증, 우울 등 기분장애
– 동공수축, 식욕상실, 성욕상실
– 졸음, 오심, 구토, 변비, 진통 등</td>
</tr>
</table>

아편유사제 중독 (opioid intoxication)	• 아편유사제 중독 섬망 – 대량 투여 시 나타남 – 뇌손상이 있을 경우 나타남 – 다른 남용물질과 혼합사용할 경우 나타남 – 신경계 장애(예 뇌전증)가 있을 경우 흔히 나타남 • 과량 투여할 경우 – 혈압강하, 체온강하, 서맥, 호흡억제, 변비 등이 나타남 → 응급상태임 – 더 심하면 진전, 경련, 섬망, 혼수, 폐부종 등이 나타남 → 사망할 수 있음
아편유사제 금단 (opioid withdrawal)	• 금단증상 – 투여를 중단한 지 6~8시간 후에 나타나기 시작함 → 36~72시간 후에 최고조에 달함 • 증상 – 아편유사제 약물 찾기 행동이 나타남 – 사지통증, 복통, 오심, 구토, 설사 – 오한, 발열, 발한, 하품, 눈물, 콧물 – 불안, 불면, 식욕감퇴 – 피부홍조, 심계항진, 피부 소름 – 36시간 후 근육경축, 초조, 불면, 맥박증가, 혈압상승, 구토, 설사 등 – 48~72시간 후 최고조에 달함 → 경련이 나타날 수 있음 – 신체적으로 건강한 경우 사망은 거의 없음 – 5~10일에 걸쳐 서서히 회복됨 → 증상변화는 개인차가 있음

3. 치료

제독	• 신체의 독성을 빼냄 • 세심한 관찰과 기도확보, 신체 및 정신 상태에 대한 대증요법으로 실시함
금단 증상 치료	• Heroin 같은 아편유사제의 금단증상 – 평소 사용하던 약물 대신 methadone을 사용하여 격심한 금단증상을 억제시킴
장기 유지 요법	• 메타돈(methadone) 유지요법 – 장기적으로 methadone을 남용 아편유사제에 대치하여 투여함

11.4 진정제, 수면제 및 항불안제 관련 장애

개념	• 진정수면제(sedative hypnotic) 및 항불안제(anxiolytic) – 주관적 긴장감을 감퇴시키고 정신적 안정과 강한 다행감을 유도함

11.5 자극제 관련 장애

1. 개념

- 자극제(stimulant)
  - 암페타민계(amphetamines)와 코카인(cocaine)계 두 계열이 있음

암페타민계 약물	• 정신을 차리게 하고 수행능력을 증진시킴 • 다행감을 불러일으킴 – 시험준비 중인 학생들, 장거리 운전기사들, 영감을 구하는 예술가들, 야간공장 노동자들, 전투중의 병사들 등에서 남용되고 있음.
코카인 (cocaine)	• 남미에서 자라는 관목에서 추출되는 알카로이드(alkaloid) • 습관성, 중독성이 매우 강함 • 남용이 심하기 때문에 매우 위험한 자극제임 • 한때 만병통치약으로 널리 사용되었음 • 효과 – 암페타민류와 유사함 – 광범위하게 남용됨 • 국소마취제로 사용함

2. 약리 효과

암페타민계 약물	• 빨리 흡수되며 반복사용에 내성이 발생함 • 습관성 중독은 코카인보다 덜함
코카인	• Norepinephrine과 serotonin 재흡수도 차단함 • 뇌혈류량을 감소시킴

코카인	• 효과는 다행감으로 매우 강력하여 1회 복용으로도 심리적 의존이 생김 • 정맥주사나 코로 흡입하였을 때 즉시 효과가 나타남 – 30분~1시간 효과가 지속됨 • 국소마취의 효과도 있음

11.6 대마 관련 장애

1. 개념

대마 (cannabis sativa)	• 줄기와 잎이 원료인 것은 마리화나(marijuana) • 꽃과 잎에서 추출해 말린 것은 해시시(hashish) – 가장 강력한 효과가 있음 • 말려서 담배 형태로도 말아 피우기도 함

2. 진단 및 임상양상

대마 사용장애 (cannabis use disorders)	• 대마를 주로 피우지만 먹기도 함

대마 중독
(cannabis intoxication)
	• 흡입 몇 분 만에 이완과 즐거움이 나타남
	• 주요 증상
	  – 다행감, 판단의 장애, 감각의 예민화, 불안감 등이 나타남
	  – 시간이 느리게 가는 것 같은 개념, 사회적 위축, 지각의 변화 등이 나타남
	  – 이인증, 운동조절 기능의 장애 등이 나타남
	• 증상은 30분 후에 최고조에 달함
	  – 2~4시간 지속됨
	  – 결막충혈, 식욕증가, 빈맥, 혈압강하, 고열, 구갈, 성욕증가 등이 몇 시간 동안 계속됨
	• 대량 사용 시
	  – 기립성 저혈압, 비현실감, 이차감각, 감각의 혼란, 인지장애, 섬망, 의식장애 등이 나타남
	• 사회생활에서의 장애뿐 아니라 교통사고 같은 사고의 위험에도 쉽게 노출됨
	  – 문란한 성적행동의 가능성도 높아짐

대마 금단 (cannabis withdrawal)	• 대마를 대량으로 장기간 사용하다가 중단할 경우 – 이자극성(분노, 공격성 등반)이 나타남 – 불안, 수면장애(악몽), 과민, 식욕감퇴, 체중감소가 나타남 – 오심, 불안정, 우울 등이 나타남 – 신체증상으로 복통, 진전, 진땀, 발열, 오한, 두통 등이 나타남

11.7 흡입제 관련 장애

1. 개념

개념	• 각종 휘발성 용매(volatile solvent) 등이 포함됨 • 흡입제 inhalant들도 환각을 일으킬 수 있음 • 우리나라의 대표적 사례 – 본드 흡입, 부탄가스흡입 등 • 기타 – 가솔린, 각종 도료의 용매(페인트, 래커, 니스), 시너, 에어로졸, 고무시멘트, 페인트스프레이, 구두약 등 • 대개 단기간 사용으로 끝남 – 장기사용은 드물며 의존은 잘 나타나지 않음 – 내성은 생기나 금단 증상은 뚜렷하지 않음

2. 진단 및 임상양상

흡입제 사용장애 (inhalant use disorder)	• 비닐 또는 종이 봉지나 깡통을 통해 또는 헝겊에 묻혀 코 또는 입으로 흡입함 • 대부분 일시적으로 단기간 사용하므로 의존이나 남용양상은 드물거나 발달하지 않음
흡입제 중독 (inhalant intoxication)	• 알코올 또는 진정수면제 효과와 유사함 • 정신증상 – 다행감, 붕 뜨는 느낌, 호전성, 공포, 착각, 환각, 신체 크기의 왜곡, 흥분, 착란, 피해망상, 환각, 섬망, 정신병, 무감동, 충동성, 난폭성 등 – 나중에 그동안의 일에 대한 기억상실이 있음 • 신체적 증상 – 어지럼, 안구진탕, 오심, 식욕상실, 눈떨림, 졸음증, 혼미 또는 혼수 등

11.8 카페인 관련 장애

1. 개념

카페인 (caffeine)	• 자극제 – 커피, 차, 청량음료, 에너지음료, 코코아, 진통제, 감기약, 두통약, 잠 안 오게 하는 약, 살 빼는 약, 진통제 등이 포함됨
카페인 남용 조건	• 양성 재강화 효과(positive reinforcement)가 있음 – 쾌감유발 효과 – 추구행동, 내성, 금단증상 등

2. 진단 및 임상양상

카페인 중독 (caffeine intoxication)	• 소량의 카페인은 각성, 쾌감, 그리고 기능수행을 개선함 – 양성 재강화 효과를 일으켜 추구행동과 남용을 유도함 • 장기간 반복 복용에 의존이 발달함 • 하루 최소 250mg을 복용할 경우 중독증상이 나타남 – 이자극성, 신경예민(nervousness), 흥분 – 불면, 홍조, 빈뇨, 위장장애 – 근육의 연축(twitching) – 사고와 언어의 산만한 흐름 – 빈맥과 부정맥 – 정신운동 격정(psychomotor agitation) 등 – 이뇨효과, 심근자극, 장운동 자극, 위산분비 증가, 약간의 혈압상승
카페인 금단 (caffeine withdrawal)	• 카페인을 장기간 섭취하면 내성뿐만 아니라 심리적·신체적 의존이 발생함 • 금단 증상 – 12~24시간 내에 금단증상이 나타나기 시작함 – 1~2일에 최고조에 달함 – 두통, 피곤, 불쾌감, 우울, 이자극성, 주의집중장애, 오심, 구토, 근육통 또는 경직, 카페인에 대한 갈망 등 나타남 – 2~9일간 지속되며, 커피를 다시 마시면 금단 증상은 신속하게 없어짐

11.9 담배 관련 장애

1. 개념

개념	• 담배의존은 정신과적 장애에 포함되고 있음 • 담배가 건강에 해롭다는 것은 잘 알려진 일임 – 하지만 담배를 끊지 못한다는 것은 병적인 정도의 의존성이 있음을 증명하는 것임 • 담배 관련 장애는 담배에 함유된 니코틴(nicotine) 때문

2. 진단 및 임상양상

담배 사용장애 (tobacco use disorder)	• 담배 1개비를 피우면 그 중 85%는 계속 피우게 됨 • 보통 하루 20~30개비를 피움 – 대체로 궐련이 의존과 관계가 큼 – 파이프, 시가, 씹는담배 등은 의존의 위험이 덜함 • 니코틴 효과 – 주의, 학습, 반응시간, 문제해결능력 등의 기능이 개선됨 – 기분을 고양시키고 우울증을 경감시킴 • 내성 및 의존 – 빠르게 나타남 – 동료의식, 반항심, 파티 등 사회적인 분위기(압력)나, 강력한 담배광고 공세 등이 의존을 부추김
부작용	• 죽음 • 사망원인 – 만성기관지염, 폐기종, 폐암 – 심근경색, 뇌혈관장애 – 만성 폐색성 폐질환(chronic obstructive pulmonary disease; COPD) 등 • 암 발생 – 식도, 방광, 위장, 간, 신장 등에 암을 발생시킴 • 정신증상 – 주의집중 장애, 혼동, 감각장애, REM수면 감소 등 • 흡연하는 산모 – 저체중아를 출산할 가능성이 높음

부작용	• 기타 – 오심, 구토, 침흘림, 창백, 무력상태, 복통, 설사, 현훈, 두통, 고혈압, 심계항진, 진전, 진땀 등
담배 금단 (tobacco withdrawal)	• 금단증상 기간 – 금단 후 90~120분부터 나타나기 시작함 – 24~48시간에 최고조에 달함 – 몇 주, 몇 개월간 지속됨 • 금단증상 – 담배에 대한 갈망 – 긴장, 불안정성, 불안, 주의집중장애 – 두통, 졸음, 수면장애 – 소화기계 장애 – 쉽게 화를 냄 – 맥박감소, 혈압감소 등 • 기타 – 금연 후 입맛이 좋아지고 체중이 증가함

3. 치료

치료	• 치료는 금연 – 금연은 쉽지 않음 • 혼자 금연을 결심한 사람 중에 첫 8일 이내 실패하는 사람이 대부분임 • 1년 후까지 금연에 성공하는 사람은 3~5%에 불과함

11.10 기타

프로포폴	• 수면제 • 진정을 위해 사용됨 – 수술 후, 기계호흡 시, 진단 시 등 • 마취효과가 빨리 나타나고 빨리 깨어나 시술에 대한 기억이 없게 함 • 성형수술, 내시경 검사 등에 주로 사용함 • 진통 효과는 없지만 깨어날 때 구역, 구토 등이 없음

비의존성 물질의 남용 (abuse of non-dependence-producing substances)	• ICD-10에서 제안되고 있는 진단범주 • 의존을 야기하지 않는 약물의 남용을 말함 • 다행감 등을 야기하며 남용 우려가 있음 • 흔히 남용되는 약물군 – 특허약품(proprietary drugs) 및 민간 치료제들 – 의사의 처방 없이 구입할 수 있는 진통제 – 코르티솔(cortisol), 항파킨슨 약물, 항히스타민제 등

11.11 비물질 관련 장애

- 물질섭취를 하지 않지만 물질 관련 장애와 유사한 행동상태를 보이는 것
- 행위중독(behavioral addiction)이라고 함
- DSM-5에는 도박장애가 유일하게 포함되고 있음

1. 도박장애(gambling disorder)

개념	• 지속적이고 비적응적인 도박으로 인해 경제적 문제를 일으키거나 개인적·사회적·직업적 기능에 이상이 오는 것 • 정신적인 스트레스가 있을 때는 더욱 심해짐 • 도박장애 환자들의 문제 – 반복되는 도박으로 인해 빚을 지기도 함 – 가정과 직장에 대해 책임지지 않음 – 불법적인 방법으로 도박자금을 마련하기도 함
임상양상과 진단	• 만성적이고 점진적인 도박에 대한 충동이 있음 • 지나치게 자신만만하고, 상당히 열정적임 • 스트레스, 불안 또는 우울이 있을 때 돈을 멋대로 낭비하는 경향이 있음 • 물질사용장애와 마찬가지로 내성과 금단증상을 보임 – 시간이 지날수록 도박에 거는 돈의 액수가 커짐(내성) – 도박을 못하게 할 경우 우울, 불안, 안절부절못함 등 금단증상을 보임 – 돈이 모든 문제의 원인이고 또 해결책임

임상양상과 진단	• 결국 빚을 지거나 재정적 곤란에 직면함 – 가족이나 친지, 사회로부터 신용을 잃고 소외당하게 됨 – 직장도 잃게 되고, 심지어 자살을 하기도 함 • 기타 – 도박자금을 마련하기 위해 문서위조, 사기, 공금횡령, 거짓말을 하기도 함 – 반사회적 행동을 저질러 범법자가 되기도 함
치료	• 스스로 치료를 받고자 하는 경우는 거의 없음 • 정신치료가 현실평가능력을 키우는 데 어느 정도 도움은 되지만 특정한 치료법으로 알려진 것이 없음 • 기타 – 3개월 입원시켜 격리하면 병식이 생기기도 함 → 통찰적 정신치료를 시행해 볼 수 있음 – 인지행동치료와 가족치료 – 자조집단인 단도박동맹(Gamblers Anonymous; GA)

2. 기타 행위중독(behavioral addiction)

인터넷게임장애 (internet gaming disorder)	• 우리나라의 인터넷중독 – 유병률이 2~15%로 보고되고 있음 • 청소년층에서 인터넷중독이 사회문제로 부각되고 있음

SUMMARY

1. 물질

- 뇌에 영향을 미쳐 의식이나 마음상태를 변화시키는 물질을 말함

1) Club drugs

- 댄스클럽, 바, 철야파티 등에서 사용하는 약물/물질들

2) 물질남용(substance abuse)

- 의학적 사용과는 상관없이 약물이나 물질을 과잉으로 지속적으로 또는 빈번히 사용하고 또한 그 약물에 의존함으로써 개인의 신체적 및 정신적 건강을 해치고 사회적 또는 직업상의 기능장애를 초래하는 상태

3) 물질사용장애(substance use disorders)

- 하나 이상의 물질의 병적 사용하는 것(pathological use)

2. 중독성(addictive)

1) 습관화(habituation)

- 물질을 계속 사용함으로써 긴장과 감정적 불편을 해소하려는 것을 말함

2) 신경적응(neuroadaptation)

- 물질의 반복투여로 나타난 뇌의 신경화학적 또는 신경생리적 변화를 의미함

3) 내성(tolerance)

- 물질을 사용하였을 때 효과가 점차로 감소하거나, 같은 효과를 얻기 위해 점차 용량을 증가시켜야 하는 상태를 의미함

4) 교차 내성(cross tolerance)

- 한 물질이 다른 물질과 효과가 같기 때문에 대처될 수 있음을 의미함

3. 물질 유도성 장애(substance-induced disorders)

1) 물질 중독(substance intoxication)

- 기억, 지남력, 기분, 판단, 행동적·사회적·직업적 기능에 영향을 미치는 특정 물질에 의한 가역적 증후군

2) 급성 중독(acute intoxication)

- 급성의 직접적인 약리학적 효과에 의해 나타나는 정신생리적 기능의 장애

3) 물질금단(substance withdrawal)

- 물질의 사용을 중단하거나 사용량을 줄였을 때 일정기간 동안 나타나는 증상을 말함

4. 의존(dependence)

1) 신체적 의존(physical dependence)

- 물질사용이 지속되면서 물질과 유기체 간의 상호작용의 결과로 나타나는 생리적으로 변화된 상태를 말함

2) 심리적 의존(psychological dependence)

- 물질을 계속 사용함으로써 긴장과 감정적 불편을 해소하려는 것을 말함

3) 갈망(craving)

- 지속적인 물질 섭취에 대한 욕구를 말함

5. 알코올 관련 장애

- 알코올중독 또는 알코올리즘(alcoholism)
- 일반적으로 여성이 남성보다 남용자 수가 적음

1) 알코올 사용 장애(alcohol use disorder) = 알코올 남용(alcohol abuse)

- 지속적인 알코올 섭취
  - 심각한 사회적 문제나 대인관계 문제 발생
  - 중독 상태에서 배우자와의 격렬한 다툼의 발생
  - 자녀학대 등

2) 알코올 중독(alcohol intoxication)

(1) 기억상실(black-out)

- 취한 상태에서 일어난 일에 대해 알코올에 의한 전향적 기억상실(anterograde amnesia)을 말함

(2) 알코올 특이중독(alcohol idiosyncratic intoxication, pathological intoxication)

- 중독을 일으키지 않을 정도의 소량의 술을 마시고도 심한 비적응적 행동변화를 보임

(3) 알코올 의존(alcohol dependence)

- 알코올에 대한 생리적 의존은 내성과 금단증상이 존재하는 상태

3) 알코올 금단(alcohol withdrawal)

- 며칠 이상 장기간의 지속적인 음주 중 갑자기 중단하거나 또는 감량하였을 때 나타남
- 금주 후 12~18시간 나타남

4) 음주와 관련된 신체장애

- 알코올 대사산물인 acetaldehyde가 독성 작용을 함
- 대사과정에서 산소자유기(free radical)를 만들어 독성을 나타냄

5) 경과 및 예후(예후가 좋은 경우)

- 반사회적 성격장애나 동반된 물질사용 장애가 없는 경우
- 안정된 직장과 가정이 있고 알코올과 연관된 법적인 문제가 없는 경우
- 치료가 집중적으로 이루어지는 초반에 환자가 탈락하지 않고 협조적인 경우

6. 아편유사제 관련 장애

- 마약성 진통제(narcotic analgesics)임

7. 진정제, 수면제 및 항불안제 관련 장애

- 자극제(stimulant) : 암페타민계(amphetamines)와 코카인(cocaine)계 두 계열이 있음

8. 대마 관련 장애

- 대마(cannabis sativa)
  - 줄기와 잎이 원료인 것은 마리화나(marijuana)
  - 꽃과 잎에서 추출해 말린 것은 해시시(hashish)

9. 흡입제 관련 장애

- 각종 휘발성 용매(volatile solvent) 등이 포함됨
- 흡입제inhalant들도 환각을 일으킬 수 있음
- 우리나라의 대표적 사례
  - 본드 흡입, 부탄가스흡입 등

10. 카페인 관련 장애

- 카페인(caffeine)
  - 자극제
  - 커피, 차, 청량음료, 에너지음료, 코코아, 진통제, 감기약, 두통약, 잠 안 오게 하는 약, 살 빼는 약, 진통제 등이 포함됨

11. 담배 관련 장애

- 담배의존은 정신과적 장애에 포함되고 있음
- 담배가 건강에 해롭다는 것은 잘 알려진 일임
  - 하지만 담배를 끊지 못한다는 것은 병적인 정도의 의존성이 있음을 증명하는 것임
- 담배 관련 장애는 담배에 함유된 니코틴(nicotine) 때문

12

C·H·A·P·T·E·R

방어기제

OCCUPATIONAL THERAPY

꼭!
알고 넘어가기!!

- 방어기제의 종류와 사례를 반드시 숙지해야 한다.
- 성숙한 방어기제는 미성숙한 방어기제를 정의할 수 있어야 한다.

12.1 방어기제(defense mechanism)

1. 정신역동적 이론

증상의 발현 과정 순서	① 본능적 욕구가 좌절되면 불안이 생김 ② 그 불안에 대한 대응전략을 동원하거나 외적인 환경을 변화시킴으로써 해소함 ③ 해소하지 못하면 무의식적으로 내적인 방어기제를 동원하게 됨 ④ 결과적 증상이 나타남
방어기제	• 오랜 기간 동안 대인관계와 인격 발달을 통해 다양한 심리적 기교의 획득 – 자신을 방어하기 위해 – 갈등을 일으키는 충동들을 타협하기 위해 – 내적 긴장을 완화시키기 위해 • 방어기제의 정의 – 무의식적으로 선택되고 자동적으로 작동되는 자아기능을 의미함 – 정신기제(mental mechanism)라고도 함

2. 방어기제의 성숙도

개요	• 방어기제가 얼마나 원시적인가, 미숙한가, 또는 성숙한가에 따라 창조적인 행동, 보통 행동, 신경증적 또는 정신병적 행동이 나타남
방어기제 구분	① 자기중심적(narcissistic) 방어 • 투사, 부정, 왜곡 등 • 소아 또는 정신병적 상태의 환자가 사용함

방어기제 구분	② 미숙한(immature) 방어 • 퇴행, 조현성 공상, 신체화, 건강염려, 내재화, 수동공격, 행동화, 차단 등 • 청소년들이 사용함 ③ 신경증적(neurotic) 방어 • 합리화, 해리, 지능화, 억압, 참기, 전치, 외부화, 격리, 성화, 반동형성, 통제 등 • 스트레스가 있는 성인들이 사용함 ④ 성숙한(mature) 방어 • 이타주의, 억제, 예기, 금욕주의, 승화, 유머 등 • 건강한 성인들이 주로 사용함

12.2 방어기제의 종류

억압 (repression)	• 갈등을 해결하기 위해 가장 흔히 사용되는 무의식적 정신기제 • 역동정신의학의 기본이론이 됨 • 용납되지 않는 욕구나 충동, 사고 등이 의식 밖으로 밀려나 무의식 속으로 잠기게 되는 것 예 기억상실 – 죄책감이나 수치심의 억압 – 자존심을 상하게 하는 경험의 억압
억제 (suppression)	• 받아들이고 싶지 않은 욕구나 기억에 대해 의도적/반무의식적으로 연기하는 것 • 무의식적 억압과 구별됨 • 불편은 의식되지만 최소화됨
참기 (inhibiting)	• 불안을 피하기 위해 자아가 초자아와 연대하여 어떤 기능을 제한(또는 부인)하는 것 – 타인 또는 환경의 힘과 연대하기도 함
금욕주의 (asceticism)	• 쾌락 효과를 제거하는 것 • 특정 쾌락에 대한 가치를 결정하는 것에 도덕적 기준이 개입됨
투사 (projection)	• 용납할 수 없는 자신의 문제(또는 결점) 원인이 외부에 있다고 생각하는 기제 • 사례 – 누군가를 미워할 때 그 사람이 자신을 미워하기 때문이라는 생각 • 관계망상, 사례피해망상 등 여러 망상의 중요한 기제임

<table>
<tr><td>외부화
(externalization)</td><td colspan="2">• 개인의 욕구나 기분, 태도, 사고의 원인이 외부세계/외부대상에 있는 것으로 지각하는 것
• 투사보다 더 넓은 의미를 지님</td></tr>
<tr><td rowspan="8">동일시
(identification)</td><td colspan="2">• 타인의 특성을 자신의 것으로 만드는 기제
• 자아와 초자아의 건강한 성장을 결정해주는 데 가장 중요한 정신기제
• 동일시가 잘 일어나게 하려면 강화가 필요함</td></tr>
<tr><td>병적 동일시
(pathological identification)</td><td>• 어렸을 때 부모로부터 부정적 경험을 하면 부모역할 동일시를 형성하게 되어 자기 자녀들이나 다른 것들에 대해 똑같이 부정적인 태도를 취하는 것을 말함
예 – 지나친 동정심
– 범죄에 대한 거짓자백 등</td></tr>
<tr><td>투사적 동일시
(projective identification)</td><td>• 원하지 않는 자신의 일부를 외부로 투사하고 이에 따른 상대의 반응을 다시 동일시하는 것
예 누군가가 미울 때 그가 날 미워한다고 투사한 다음 그래서 자기도 그를 미워하게 된다는 것</td></tr>
<tr><td>공격자와의 동일시
(identification with aggressor)</td><td>• 자신에게 공격적인 사람에 대해 의식적으로 싫어하지만 무의식적으로 강함을 동일시함
예 – 호되게 시집살이를 한 여자가 호된 시어머니가 됨
– 아들이 무서운 아버지를 닮음</td></tr>
<tr><td>가상적 성격
(as if character)</td><td>• 자신에게 중요한 인물이나 인격양상에 대해 병적으로 동일시한 결과로 나타난 성격
예 새 남편에 따라 성격이 바뀜</td></tr>
<tr><td>감정의 전이
(transference)</td><td>• 어릴 때 중요했던 인물에 대한 감정을 현재 대상에게 동일하게 느끼는 경우
– 까닭 없이 누군가를 좋아하거나 싫어함
• 환자가 치료자에게도 느끼는 것으로 치료에 있어 중요한 개념임</td></tr>
<tr><td>감정이입 또는 공감
(empathy)</td><td>• 대상인물의 감정을 잘 이해하는 것</td></tr>
<tr><td>동정(sympathy)</td><td>• 대상인물의 감정을 똑같이 느끼는 것</td></tr>
<tr><td>내재화
(introjection)</td><td colspan="2">• 보다 원시적 형태의 정신병적 동일시
• 자신과 타인을 어느 정도 구분하는 상태에서 일어나는 동일시
• 대상의 특질을 하나의 이물질(foreign body)로 보는 것</td></tr>
<tr><td>함입
(incorporation)</td><td colspan="2">• 자신과 대상을 구분하지 않은 상태에서 대상의 특질을 자기 것으로 만드는 기제
– 반면 동일시는 타인의 특질을 자기 것으로 만들어 타인처럼 되는 것</td></tr>
<tr><td>퇴행
(regression)</td><td colspan="2">• 현재의 스트레스와 상관없는 이전의 어린 단계로 되돌아가는 것
예 소변을 잘 가리던 아이가 동생이 태어난 뒤에 다시 야뇨증을 보이는 것</td></tr>
</table>

고착 (fixation)	• 어떤 스트레스에 부딪칠 때 인격발달과정이 그 수준에서 중단되는 상태
합리화 (nationalization)	• 사회적으로 용납될 수 없는 행동(또는 충동)에 대해 사회적으로 용납되는 그럴듯한 설명이나 이유를 대는 것 • 의식적 거짓말과 달리 이것은 순전히 무의식적으로 일어남
지식화 (intellectualization)	• 받아들일 수 없는 충동(또는 욕구)을 의식하지 않기 위해 지적 능력을 발휘해 현실을 강조하며 논리를 펴는 것
보상 (compensation)	• 생리적인 보상(또는 신체적 보상)을 흔히 경험할 수 있음 예 – '작은 고추가 맵다'는 속담 – 체구가 작아 열등감이 있을 때 오히려 공격적 속성을 보임
전치 (displacement)	• 정서적 감정이 원래의 대상에서 다른 대상을 향해 표현되는 것 • 전치되는 대상은 원래 대상보다 덜 위협적인 대상이 선택됨 예 – 소아의 말 공포는 아버지에 대한 공포가 전치된 것 – 손 씻는 것 같은 강박증상, 상징화 등도 전치의 한 종류
대치 (substitution)	• 욕구불만으로 생긴 긴장을 감소시키기 위해 원래 대상과 비슷하고 사회적으로 용납되는 다른 대상으로 만족하는 기전 예 꿩 대신 닭
상환 (restitution)	• 상환 행위로 죄책감에서 벗어나려는 기제 예 – 끊임없이 지칠 줄 모르는 마음씨/좋은 성품 – 어떤 창조적인 행위
성화 (sexualization)	• 불안을 피하기 위해 비성적인 대상(또는 기능)에 성적인 의미를 부여하는 것
부정 (denial)	• 위험이나 불쾌한 현실을 부정하므로 그로 인한 불안을 회피하고 편안한 상태를 유지하려는 방어기제 예 말기 암환자가 자기 병을 부정하는 것
격리 (isolation)	• 고통스러운 생각이나 기억을 감정 상태와 분리시키는 것 예 화나는 일을 말하면서도 분노의 감정을 못 느낌
분리 (splitting)	• 대상(또는 자아)을 전적으로 좋은 또는 나쁜 것으로 이분법적 구분을 하는 것 예 의사는 무조건 좋고, 간호사는 나쁘다
해리 (dissociation)	• 인격들 사이의 의사소통이 잘 이뤄지지 않을 때 나타남 – 괴롭거나 갈등을 느끼는 인격의 일부분을 다른 부분과 분리시킴 예 이중인격 또는 다중인격, 몽유병, 자동증 등

왜곡 (distortion)	• 외적 현실을 내적 요구에 따라 크게 변형시키는 것
차단 (blocking)	• 일시적으로 사고(또는 감정)가 중단되는 것 예 진술을 하다가 갑자기 더 이상 생각이 나지 않아 중단함 – 억압과 달리 긴장이 발생되어 나타남
신체화 (somatization)	• 타인에 대한 부정적 감정(또는 자책)이 신체 증상으로 전환되어 나타나는 것 예 사촌이 논을 사면 배가 아파진다
건강염려 (hypochondriasis)	• 회피와 퇴행을 위해 앓음을 과장하거나 과도히 강조하는 것 • 애도, 외로움, 타인에 대한 용납할 수 없는 공격적 충동 – 손상, 통증, 신체적 앓음, 신경쇠약 등으로 나타냄 → 책임은 피해지고 죄의식은 속여지고 본능적 충동이 차단됨
반동형성 (reaction formation)	• 용납할 수 없는 감정(또는 충동)에 대해 정반대로 행동하게 하는 정신기제 예 – 어떤 사람에 대한 공격적 증오심이나 죽기를 원하는 무의식적 욕구가 매우 예의 바르게 행동하고 걱정해주고 관심을 갖는 태도로 나타남 – 공포의 대상을 오히려 가까이 하거나 보통 이상으로 몰두하는 행동 – 성에 대한 공포 때문에 오히려 성문란 행동을 하는 것
이타주의 (altruism)	• 반동형성의 하나로 자기본능의 만족을 포기하고 다른 사람을 건설적으로 도와줌으로써 대리만족을 하는 것
상징화 (symbolization)	• 사람(또는 사물)에 부착된 감정적 가치를 상징적 표현으로 전치시키는 것 – 상징화는 무의식의 언어임 예 꿈, 공상, 신화, 농담 등
행동화 (action out)	• 무의식적 충동이나 욕구를 연기시키지 않고 무의식적으로 즉각 행동으로 표현하는 것
수동공격성 행동 (passive-aggressive behavior)	• 타인에 대한 공격성을 비공격적(수동적)으로 대상에게 향하도록 표현하는 것 예 뚱함, 미적거림, 수행 실패 등
자신에게 향함 (turning against self)	• 자기가 사랑하는 사람에게(부모 등) 공격적 충동이 생길 때 이를 자신에게 돌려 자신을 해치는 것
취소 (undoing)	• 무의식적 욕구나 충동으로 인해 생긴 피해를 없애고 원상복구하려는 것 예 죄의식이 있을 때 손 씻는 행동을 반복함

반복강박 (repetition compulsion)	• 어떤 충동 때문에 실패한 경험으로부터 학습이 어렵고 계속 일정한 병적 행동양상을 반복하는 것 • 미숙한 자아는 실패를 거듭함에도 행동양상을 되풀이함 예 남편이 알코올중독자여서 결혼에 실패하였음에도 불구하고 또다시 알코올중독자와 결혼하는 것
승화 (sublimation)	• 용납되지 않는 충동을 해결하지 못할 때 그 에너지를 변형시켜 사회적으로 용납되는 행동으로 표현하는 기제 • 가장 건전하고 바람직한 기제임 예 성충동이나 폭력충동이 승화되어 각종 예술, 문화, 종교, 과학 및 직업 활동으로 나타남
통제 (controlling)	• 불안과 내적 갈등을 최소화하기 위해 대상(또는 사건)을 관리·조절하려고 시도하는 것
예기 (anticipation)	• 미래에 나타날 정신적 고통에 대해 미리 현실적으로 예견하고 준비하는 것
유머 (homor)	• 자신에게 불편이나 무력감을 야기하지 않고 타인에게도 불쾌감을 야기하지 않게 느낌이나 생각을 우스꽝스럽게 표현하는 것
공상 (fantasy)	• 현실에서는 이룰 수 없는 소원이나 욕구를 상상 속에서 만족시키는 것 예 백일몽(daydream)
조현성 공상 (schizoid fantasy)	• 자폐적으로 퇴행하여 대인관계를 피하고 특이한 형태를 보임 • 공상을 전적으로 믿지는 않지만 행동화를 자제하지 못하는 상태

1. 정신역동적 이론

1) 증상의 발현 과정

순서	① 본능적 욕구가 좌절되면 불안이 생김 ② 그 불안에 대한 대응전략을 동원하거나 외적인 환경을 변화시킴으로써 해소함 ③ 해소하지 못하면 무의식적으로 내적인 방어기제를 통원하게 됨 ④ 결과적 증상이 나타남

2) 방어기제

(1) 오랜 기간 동안 대인관계와 인격 발달을 통해 다양한 심리적 기교의 획득

① 자신을 방어하기 위해

② 갈등을 일으키는 충동들을 타협하기 위해

③ 내적 긴장을 완화시키기 위해

(2) 방어기제의 정의

① 무의식적으로 선택되고 자동적으로 작동되는 자아기능을 의미함

② 정신기제(mental mechanism)라고도 함

OCCUPATIONAL THERAPY

13

C·H·A·P·T·E·R

정신과 작업치료의 접근법

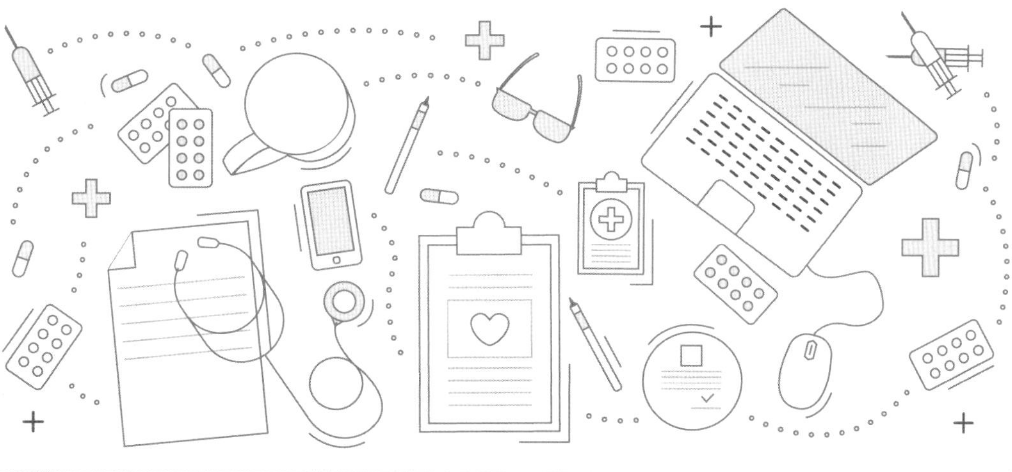

꼭!
알고 넘어가기!!

- 정신과 작업치료의 전반적인 내용을 이해한다.
- 정신과 작업치료 관련 이론의 틀(FOR)을 이해한다.

13.1 치료의 내용(Content of practice)

목표 (Professional goals)	일반적 목표	• 계획된 치료 결과를 통해 얻게 되는 일반적 결과가 목표가 됨
	작업치료의 목표	• 환자 자신 및 타인에게 기대되는 수준의 기능 발휘하기 – 만족스럽고 생산적인 삶을 영위할 수 있도록 하기 위해 • 환자에게 중요한 작업(occupation) 성취하기
	작업치료의 하부 목표 (Sub-goal)	• 환자에게 중요한 작업(occupation) 내용 평가하기 • 작업(occupation)에 필요한 기술(skill) 점검하기 • 작업을 방해하는 장애물의 제거 및 최소화하기 • 환자가 만족할 수 있는 수준의 작업수행 기술(skill)의 개발 / 재교육 / 유지하기 • 환자가 일상 삶 속에서 만족스럽고, 균형 있는 활동을 성취할 수 있도록 돕기
치료 대상 (Population served)		• 다양한 문제로 인해 작업 수행에 문제를 지닌 사람들 – 작업 수행에 문제점을 가진 사람들이 잠재적 대상이 됨 • 작업치료 의뢰 대상 – 초기 평가(initial assessment) 결과를 바탕으로 치료 대상이 선정됨
작업치료사의 자세		• 환자와 치료 상황에 따라 유연성(flexible)을 지녀야 함 • 혁신적이고(innovative), 책임감(responsive)이 있어야 함 • 광범위한 기술(skill)을 지니고 있어야 함 • 일반적 기술(common skill) 및 특정 기술(pecific skill) 모두 지녀야 함 예 psychodrama

<table>
<tr><td colspan="2">핵심기술
(core skill)</td><td>• 모든 작업치료사가 공통적으로 가져야 할 기술(skill)
– 목적 있는 활동(purposeful activity), 의미 있는 작업(meaningful occupation)을 치료적 수단으로 사용할 수 있는 능력
– 환자의 일상생활 업무 및 역할을 탐색할 수 있으며, 그것을 성취하고 균형을 유지하게 하는 능력
– 기능과 사회통합을 극대화하기 위해 신체 / 심리 / 사회 환경의 영향을 평가하고 수정하는 능력
– 특정 치료 수단으로 작업을 해석하고 / 선택하고 / 적용하는 능력</td></tr>
<tr><td rowspan="3">합법적 도구
(legitimate tools)</td><td>목적 있는 활동
(purposeful activity)</td><td>• 환자의 목표와 의미를 고려해야 함
• 활동 선택을 위해 선행되어야 할 내용
– 분석(analysis) : 활동에 대한 객관적이고 체계적인 시각
– 리플랙션(reflection) : 활동이 환경에 미치는 영향에 대한 주관적인 시각</td></tr>
<tr><td>환경
(environment)</td><td>• 환경적 요소
– 내용(content) : 환경을 구성하는 인간적 / 물리적 요소
– 요구(demand) : 행동에 영향을 미치는 환경적 요소
– 적응에 대한 가능성(potential for adaptation)</td></tr>
<tr><td>치료적 도구로서의 자아
(therapeutic use of self)</td><td>• 치료사와 환자 사이의 인간관계를 형성하는 것
• Mosey가 제안한 치료사와 환자 사이의 효과적인 관계형성 요소
– 환자를 개성 있는 한 인간으로 보는 시각
– 각 개인의 존엄성과 권리에 대한 인정
– 공감 : 객관성을 잃지 않고 다른 사람의 경험을 수용함
– 동정 : 상대에 대한 이해심이 필요함
– 겸손 : 자신이 부족하다는 것을 인정함
– 비판 없이 상대방의 생각과 행동을 긍정적으로 수용함
– 정직
– 편안한 매너(배려)
– 융통성 : 상황에 맞게 조절할 줄 아는 것
– 자신에 대한 인식 및 이해
– 유머 : 치료과정을 촉진함
– 대인관계기술(interpersonal skill)의 사용</td></tr>
</table>

13.2 변화하는 작업치료 분야의 본질(Changing nature of the profession)

작업치료 분야에 영향을 미치는 외부요소	• 타 분야로부터의 새로운 지식 • 타 전문 분야의 역할 변화 • 사회적 가치의 변화 • 국내 및 국제적 정치 상황 • 경제적 상황
작업치료 분야에 영향을 미치는 내부요소	• 임상적 영향 • 교육적 영향 • 전문 분야의 영향

13.3 작업치료 과정(Occupational therapy process)

과정	① 임상적 추론 ② 사정(Assessment) ③ 치료 ④ 평가(Evaluation)

13.4 이론의 틀(Frame of Reference, FOR)

1. 정신역동 FOR(Psychodynamic Frame of Reference)

인간에 대한 기본 가정 (basic assumption about people)	• 프로이디안의 이론(freudian theory) – 사람은 의식과 무의식 모두를 지닌 존재 – 무의식에 의해 행동이 영향을 받음
기초 지식 (knowledge base)	• psychiatry • psychoanalytic theory

기초 지식 (knowledge base)	• psychopathology • group dynamics • symbolic potential of activity • object relationship theory
기능 및 장애 (function and dyofunotion)	① 기능장애 발생 • 이드(id)와 초자아(superego)사이의 갈등을 자아가 적절히 균형 맞출 수 있는지에 따라 • 자아방어기제가 효과적으로 잘 작동하는지에 따라 • 무의식적 개념이 기능을 방해하는지에 따라 ② 대상관계이론(object relationship theory) • 정신병리 또는 퇴행으로 인한 대상개념(object-concept)에 문제가 생긴다는 이론 – 대상관계(object-relationship) 미성숙 시 장애(dysfunction)로 봄
목표 (goal)	• 좌절된 욕구를 만족시키는 방법을 찾도록 도움 • 정신병리를 교정함 • 정상적인 정신사회 및 정신성적 발달이 일어나도록 도움 • 자신에 대한 현실적인 이해를 촉진시킴 • 건강하고 통합된 자아를 가질 수 있도록

2. 인간발달 FOR(Human development Frame of Reference)

기본가정 (basic assumption)	• 발달은 여러 영역에 걸쳐 진행됨 • 발달은 일생동안 지속됨 • 각 나이에 맞는 기술 습득이 필요함 – 성취를 통한 만족이 있음 – 발달과정에서 자연스럽게 성취됨 • 가족, 공동체, 사회집단이 발달에 도움이 됨 • 신체적, 정신사회적 상해(trauma)가 성장 및 발달에 방해가 될 수 있음 – 방해가 발달주기에 기대되는 수준과의 격차를 만듦
기초 지식 (knowledge base)	• 발달이론 • 학습이론 같은 타 이론들과도 잘 융화됨
기능과 장애 (function and dysfunction)	① 기능(function) • 삶의 각 단계에서 적절한 기술(skill), 능력(ability), 인간관계(relationship)들을 발달시킴

기능과 장애 (function and dysfunction)	• 적절한 극복 행동(coping behavior) 및 적응 관계(adaptive relationship)를 성취함 ② 장애(dysfunction) • 개인의 발달수준이 신체 연령과 관계된 요구들을 만족시키지 못 할 경우
목표 (goal)	① 모든 영역에서의 기술(skill)증진 • 나이에 맞는 발달 수준을 촉진함 • 정상발달과 멀어진 틈을 최소화시킴 ② 단기 목표(STG) • 다음 발달단계에 필요한 기술(skill)을 학습함

3. 작업행동 FOR(Occupational behavior Frame of Reference)

• Mary Reilly에 의해 개발됨

기본가정 (basic assumption)	① 인간의 작업에 대한 세 가지 가정(Reilly, 1969) • 무엇인가를 성취하고 싶은 내적 욕구(inner drive)를 가짐 • 이 욕구는 흥미(interest), 능력(ability), 기술(skill), 보상습관(habit of compensation), 협동(cooperation)을 만듦 – 놀이와 일 등과 같은 작업행동(occupational behavior)의 개발을 통해 표현됨 • 다양한 작업역할(occupational role)을 받아들이고 사회화 과정을 통해 적합한 행동을 학습함 ② 작업행동(occupational behavior)의 발달을 돕는 세 가지 과정(Matsutsuyu, 1971) • 작업의 선택(occupational choice) – 성인의 직업(work)과 사회적 역할을 형성함 – 놀이 및 일이 진보되어 나타남 – 놀이와 일을 통해 작업선택(occupational choice)이 만들어짐 • 작업역할(occupational role) – 수행하는 일에 따른 역할을 가짐 – 노동자(worker), 가정주부(housewife), 학생, 유치원생 등 • 사회화(socialization) – 사회화 과정을 통해 작업 역할 행동(occupational role behavior)을 학습함
기초 지식 (knowledge base)	• 세 가지 시스템 : 생물적/인격적/사회적(biological, personality, social) • 세 가지 과정 : 협동/인격발달/사회화(coordination, personality development, socialization) • 동기부여(motivation theory) • 학습과 발달에서 놀이(play)의 기능에 대한 이론

기초 지식 (knowledge base)	• 작업(occupation) 전반에 대한 이론 • 종합시스템이론(general system theory)
기능과 장애 (function and dysfunction)	① 기능(function) • 사회문화적으로 수용되며, 자신의 필요를 충족시켜주는 작업역할을 유지함 • 다양한 작업역할 균형을 유지하기 위해 꼭 필요한 요소 • 다양한 영역에서의 기술(skill), 경쟁 수준(level of competence)을 가질 때 기능적임 ② 장애(dysfunction) • 질병, 외상 등에 의해 환경 내에서 성공적 행동을 수행하지 못했을 경우
목표(goal)	• 질환(illness)으로 인한 장애(incapacity)를 예방하고, 감소시킴 • 사회적, 직업적 역할에 필요한 활동(daily activity)을 수행할 수 있도록 도움 • 만족스런 삶을 살아 갈수 있도록 만듦

1. 목표(Professional Goals)

1) 작업치료의 목표

(1) 환자 자신 및 타인에게 기대되는 수준의 기능을 발휘함
- 만족스럽고 생산적인 삶을 영위할 수 있도록 하기 위해

(2) 환자에게 중요한 작업(occupation)의 성취

2) 작업치료의 하부 목표(sub-goal)

(1) 환자에게 중요한 작업(occupation)에 필요한 내용을 평가함

(2) 작업(occupation)에 필요한 기술(skill)의 점검

(3) 작업을 방해하는 장애물의 제거 및 최소화

(4) 환자가 만족할 수 있는 수준의 작업수행을 위한 기술(skill)의 개발, 재교육, 유지

(5) 환자가 일상의 삶에서 만족스럽고 균형 있는 활동을 성취할 수 있도록 도움

3) 핵심기술(core skills) 및 합법적 도구(legitimate tool)

(1) 핵심기술(core skill)

① 모든 작업치료사가 공통적으로 가져야 할 기술(skill)
- 목적 있는 활동(purposeful activity), 의미 있는 작업(meaningful occupation)을 치료의 수단으로서 사용할 수 있는 능력
- 환자의 일상생활 업무 및 역할을 탐색할 수 있게 하며, 그것을 성취하고 균형을 유지하게 하는 능력
- 기능과 사회통합을 극대화하기 위한 신체/심리/사회 환경의 영향을 평가하고 조작하는 능력
- 특정 치료 수단으로 작업을 해석하고, 선택하고, 적용하는 능력

(2) 합법적 도구(legitimate tools)

① 목적 있는 활동(purposeful activity)

② 환경(environment)

③ 치료적 도구로서의 자아(therapeutic use of self)

OCCUPATIONAL THERAPY

14

C·H·A·P·T·E·R

정신과 작업치료의 평가

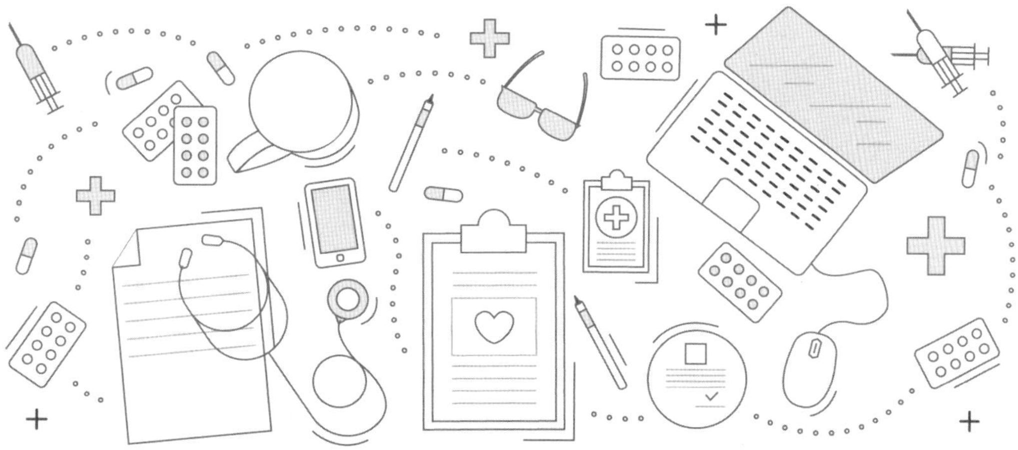

꼭! 알고 넘어가기!!

• 정신과 작업치료의 초기 평가와 평가 방법을 이해한다.

14.1 초기 평가(Initial assessment)

기능	• 작업치료 중재가 환자에게 도움이 될 것인지 아닌지를 판단함 • 환자의 흥미와 협력을 이끌어 내며 라뽀(rapport) 형성의 기회를 제공함 • 기능적 능력에 대한 기초를 제공함 • 환자에 대한 기본자료를 제공함
라뽀(rapport) 형성	• 환자와 처음 만남에서 라뽀를 형성함 – 환자와 치료사 사이의 관계에 있어 매우 중요함 • 라뽀 형성의 중요 요소들 – 존경심(respect) – 공감(empathy) – 정직(honesty) • 기능 분석의 기능 – 일상의 활동에서 그 사람이 어떻게 기능하는지를 보기 위해

14.2 평가 내용(What is assessed)

클라이언트 (client)	• 능력, 장점, 흥미(abilities, strengths, interests) • 장애 영역(areas of dysfunction) • 일상 활동의 균형(balance of activities in daily life)

클라이언트 (client)	• 작업 및 역할(roles & occupation) • 변화의 가능성(potential for change) • 동기유발(motivation) 요소
환경	• 사회적 요소 • 물리적 요소 • 경제적 요소

14.3 평가 방법(Methods)

1. 기록 검토(Review of records)

사례	• 간호기록 • 과거 사회력 • 입원 요약 • 심리학자의 기록 등

2. 인터뷰(Interview)

비구조화된 인터뷰 (unstructured interviews)	• 필요한 정보를 수집하기 위해 • 형식 없이 진행되는 면담 • 라뽀 형성이 중요한 요소가 됨 • 치료사의 부드럽고 수용적인 태도가 필요함 • 인터뷰 후 내용을 기록해야 함
구조화된 인터뷰 (structured interviews)	• 필요한 정보를 수집하기 위해 • 인터뷰의 구조를 계획함 • 질문지를 제작함 – 질문과 동시에 기록함
인터뷰의 내용 (contents of the interviews)	• 자세, 습관, 표정, 언어 기술 등을 관찰함 • 인지 수준, 기분, 기대감 등을 파악함

3. 관찰(Observation)

종합적인 관찰 (general observation)	• 병동 외 환경에서의 관찰이 필요함 • 체크리스트(checklist)가 필요함 • 외관, 자세, 표정, 매너리즘, 걸음, 옷 입기, 말의 내용 등을 관찰함
특정 행동 관찰 (observation of specified behaviors)	• 보다 더 정확한 관찰을 하기 위해 수행함 • 시간, 빈도, 특정 사건의 횟수를 기록함
테스크 준비 (set tasks)	• 미리 설정된 테스크에 참여시킴 • 테스크 내용 − 상호작용이 일어나는 테스크 − 특정 기술을 요구하는 테스크 • 목적(purpose) − 환자의 요구사항(life demand)과 역할 기대(role expectation)에 대한 내용을 획득하기 위해 − 환자의 정상 환경(normal environment)에서 기능적 수준(functional level)에 대한 정보를 얻기 위해
가정 방문 (home visit)	• 평가 과정의 한 부분이 됨 • 환자(client)가 시간을 어떻게 사용하는지를 관찰함 − 환자의 능력과 문제 영역을 관찰함
기능 분석 (functional analysis)	• 기능 관련 요소들을 세밀히 분석함
기타	• 체크리스트(checklist) • 수행척도(performance scale) • 설문지(questionaries) • 클라이언트 중심의 평가 도구(COPM)

14.4 유효한 결과(Validating results)

<table>
<tr><td>평가 시 필요한 내용</td><td colspan="2">• 어떤 면을 치료사가 평가하고자 하는가?
• 정확(reliability)하게 측정되었는가?
• 평가를 위해 원하는 결과를 어떻게 이끌어 낼 것인가?
• 올바른 평가과정으로 정확히(validity) 측정되었는가?
• 평가의 시행방식(standardization of administration)이 명확히 정의되었는가?
• 결과 기록과 점수는 어떻게 처리되었는가?
• 측정 결과가 유사집단의 정상 결과치(standardization of results)와 비교 가능한가?</td></tr>
<tr><td>신뢰도
(reliability)</td><td colspan="2">• 정확한 정보를 제공하고 있는지에 대한 문제
• 신뢰도 측정 방법
– 검사재검사(test-retest)
– 검사자간 평가(interrater evaluation)</td></tr>
<tr><td rowspan="2">타당도
(validity)</td><td colspan="2">• 측정하고자 하는 것을 측정하였는지에 대한 문제</td></tr>
<tr><td>타당도의 종류</td><td>• content validity
• criterion-related validity
• construct validity</td></tr>
<tr><td>표준화
(standardization)</td><td colspan="2">• 평가 수행의 표준화(standardization of administration)
– 다른 사람이 다른 시간에 실시하여도 같은 방식으로 반복함
• 결과의 표준화(standardization of results)
– 성, 나이, 문화적 배경, 장애 등에 대한 유사집단의 정상범위와 비교할 수 있음</td></tr>
</table>

1. 초기평가(Initial Assessment)

1) 초기평가의 기능

(1) 작업치료 중재가 환자에게 도움이 될 것인지 아닌지를 판단함
(2) 환자의 흥미와 협력을 이끌어 내며 라뽀(rapport) 형성의 기회를 제공함

2) rapport 형성

(1) 환자와 처음 만남에서 라뽀 형성
• 환자와 치료사 사이의 관계에 있어 매우 중요
(2) 라뽀 형성의 중요 요소
① 존경심(respect)
② 공감(empathy)
③ 정직

3) 인터뷰(interview)

(1) 비구조화된 인터뷰(unstructured interviews)
① 형식 없이 진행되는 면담
② 치료사의 부드럽고 수용적인 태도가 필요
(2) 구조화된 인터뷰(structured interviews)
① 인터뷰의 구조를 계획함
② 질문지 제작
(3) 인터뷰의 내용(contents of the interviews)
① 자세, 습관, 표정, 언어 기술 등을 관찰함
② 인지 수준, 기분, 기대감 등을 파악할 수 있음

4) 평가 시 7가지 주요 사항

(1) 어떤 면을 치료사가 평가하기 원하는가?
(2) 정확(reliability)하게 측정되었는가?
(3) 평가를 위해 원하는 결과를 어떻게 이끌어 낼 것인가?
(4) 제대로 된 평가 과정으로 정확히(validity) 측정되었는가?
(5) 평가의 시행방식(standardization of administration)이 명확히 정의되었는가?
(6) 결과 기록과 점수는 어떻게 처리했는가?
(7) 측정결과가 유사집단의 정상 결과치(standardization of results)와 비교 가능한가?

2024 OCCUPATIONAL THERAPY

OCCUPATIONAL THERAPY

15

C·H·A·P·T·E·R

정신과 작업치료의 치료 계획 및 실행

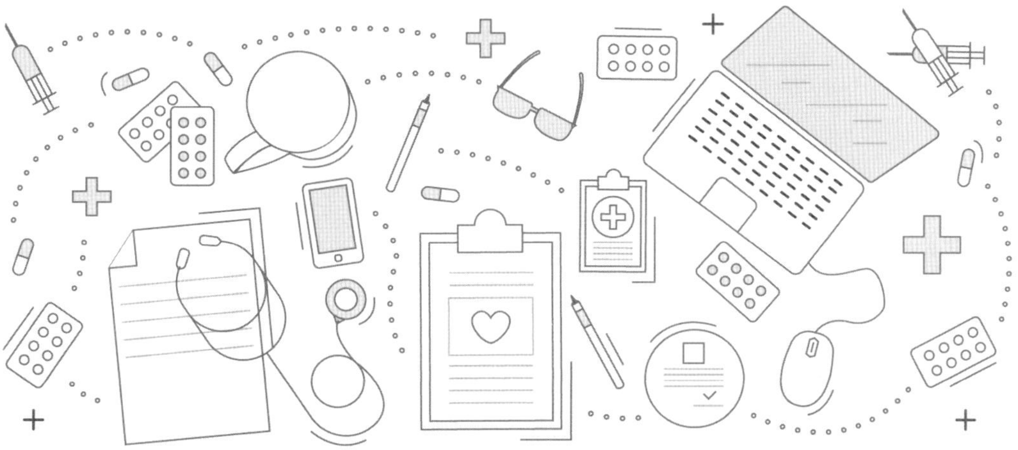

꼭! 알고 넘어가기!!

- 정신과 작업치료의 치료 계획을 이해한다.
- Maslow의 욕구 단계가 국가고시에 종종 출제되고 있다.

15.1 치료계획(Treatment planning)

1. 자료분석(Data analysis)

주요 영역	• 환경 및 작업역할(environment & occupational roles) • 장애 영역(areas of dysfunction) • 기술(skill)

2. 목표설정(Setting goals)

목표 레벨	• 장기목표 : 작업수행의 목표 • 중기목표 : 장기목표를 이끄는 작은 목표 • 단기목표 : 목표성취를 위한 기술 습득의 목표

3. 활동분석(Activity analysis), 업무분석(Task analysis), 활동적응(Activity adaptation)

1) 활동분석(active analysis)

- 활동(activity)의 다양한 요소들을 식별하는 과정

과제 분석 내용	• 신체적(physical) 기술 • 인지적(cognitive) 기술 • 심리사회(psychological) 기술 • 대인상호관계(interpersonal) 기술

등급화(grading)	• 목표 달성을 위해 보다 어려운 단계로 넘어가는 것을
치료사의 고려사항	• 과제 수행을 위해 요구되는 기술의 범위에 대한 이해가 필요함 • 활동을 만족시키기 위해 무엇이 필요한지 평가해야 함 • 원하지 않는 행동을 억제하기 위한 범위를 결정해야 함 • 과제가 환자의 능력범위 안에 있는지 없는지를 결정해야 함 • 과제에 필요한 기술의 발견이 필요함 – 측정 활동을 통해 환자의 특별한 기술의 발달이 개발되어야 함 • 과제 통합 및 등급화에 대한 기초자료를 제공해야 함 • 이전 단계의 활동과 새로운 단계의 활동을 통합시켜야 함

2) 업무분석(task analysis)

개요	• 활동을 구성하고 있는 업무를 식별하는 과정
고려사항	• 과제에 대한 적절한 방법 선택하기 – 'forward chaining' 또는 'backward chaining'의 선택 • 적절한 과제 선택하기 • 환자의 요구에 맞게 과제를 변형시키기 • 환자가 수행하기 어려운 과제 단계를 확인하기

3) 활동적응(activity adaptation)

개요	• 적절한 활동을 고안하는 것 • 필요한 요소를 옮겨 이미 수행하던 활동에 적용시키는 과정 • 과제의 통합을 위해 사용하는 두 가지 도구 – 등급화(grading) – 순서화(sequencing)
치료적 도구(therapeutic media)의 사례	• 손의 기능 향상을 위해(예 목공예) • 재료는 감정을 일깨우는 것을 선택함 예 젖은 점토는 어린 시절의 감정을 이끌어냄
치료적 환경의 사례	• 인간적 및 비인간적 요소 모두가 포함됨 • 환경적 요소 – 실내 또는 실외 – 그룹 또는 개인 – 병원 또는 지역사회

치료적 환경의 사례	• 치료적 환경의 예 – 배경음악 – 온도, 통풍 – 감각자극 – 집중력, 인내력, 사회성 등
치료적 방법의 사례	• 직접개입 또는 자유방임적 접근 • 지지적 또는 요구적 • 참여 또는 방관

15.2 치료실행(Treatment implementation)

1. 동기유발(Motivation)

내적 동기 (intrinsic motivation)	• 인간은 환경을 적극적으로 탐색하고 싶은 본질적 충동을 소유하고 있음 • 인간은 독립적 수행에 대한 본질적 만족이 있음 • 활동에 따르는 고통도 이겨낼 만큼 충분히 강한 만족감을 의미함 예 마라토너들이 체력이 소진되면서까지 계속 달리는 것 • 삶의 주기를 통해 새로운 기술을 찾고 구할 수 있는 원동력이 됨

1) Maslow의 욕구 단계(maslow' hierarchy of needs)

1단계	• 생리적 욕구 – 음식, 물, 온도 등
2단계	• 안전에 대한 욕구 – 신체적 위험 없음, 정신적 안정
3단계	• 사랑과 소속감에 대한 욕구 – 친구, 가족, 지역사회
4단계	• 자존감에 대한 욕구 – 성취감, 타인으로부터의 인정 등
5단계	• 인지적 욕구와 미적 욕구 – 물리적 사회적 환경에 대한 인식 및 탐구

6단계	• 자아실현
	  – 자신의 가능성을 알고 실천
	  – 창조성, 재능

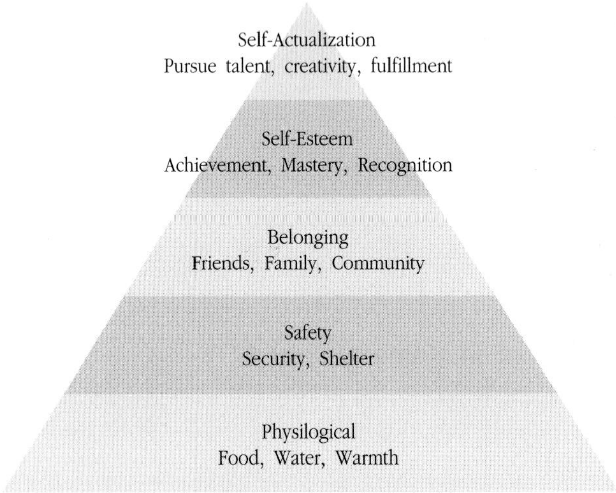

그림 15-1 욕구 피라미드

2) 치료 시 동기 유발(motivation in therapy)

동기 유발 사례	• 환경 자극을 제공함
	• 두려움을 일으키지 않을 정도의 호기심을 제공함
	  – 자극을 위한 새로운 것을 제시함
	• 환경탐색과 활동을 재수행할 기회를 제공함
	• 놀이 탐험을 시작하고, 습득한 기술을 사용할 수 있는 시간을 제공함
	• 나이, 성, 문화적 배경, 교육수준에 적합한 과제를 선택함
	• 낮은 수준의 욕구가 높은 수준의 욕구보다 먼저 이루어져야 함
	• 개인적, 사회적으로 가치 있는 활동을 사용함
	• 잠재된 재능의 사용을 허락하는 활동을 제공함
	• 도전은 있으나 너무 어려워서 좌절하지 않는 과제를 제공함
	• 과정에 따라 과제를 등급화함
	  – 동기를 유지하도록 함
	• 과제를 정할 때 개인의 흥미를 고려함
	• 개인행동의 결과에 책임이 있음을 인식시킴
	• 성공했을 때는 적절한 ‘feedback’을 제공함
	• 환자에 대한 존중, 잠재성에 대한 믿음, 경청 등이 필요함

2. 치료의 주요소(Key elements of intervention)

1) 클라이언트(client)

• 활동에 클라이언트 참여시키기(engaging the client in activity)가 중요함

클라이언트 요소	• 성과 성 정체성 • 나이 • 감각손실, 지각문제, 신체적 결함 • 특별한 재능 • 인지 발달 단계 • 특정 인지 문제 • 교육 수준 • 감정적 욕구 • 심리사회적 발달 단계 • 인격적 및 사회적 정체성 인식 • 개인의 가치 • 사회적 기술 • 문화적 배경 • 의사소통 기술 및 언어적 기술 • 치료 과정 중 특정 문제

2) 치료사(therapist)

치료사의 요소	• 임상적 추론
	• 치료 반영(reflective practice)
	  – 특정 도구의 치료적 적용
	  – 상황에 맞는 적절한 반응
	• 치료사의 인성(personality)
	• 경험 및 기술(experience and skill)
	  – 많은 경험과 기술이 치료에 긍정적 영향을 미침
	• 치료적 관계(therapeutic relationship)
	  – 상호적 관계를 의미함

3) 활동(activity)

<table>
<tr><td>활동요소</td><td>• 활동은 개인의 정상 발달의 근본이 됨
• 환경을 탐색하고 그 안에서 자신의 상황을 감지하기 위해 사용함
• 내적 만족감을 실현할 수 있음
• 활동을 통해 작업역할 수행에 필요한 기술을 학습하고 연습할 수 있음
• 활동을 통해 욕구를 만족할 수 있음
• 타인과의 관계형성을 도울 수 있음</td></tr>
</table>

4) 환경(environment)

<table>
<tr><td>치료적 환경
(therapeutic environment)</td><td>① 인간적 환경(human environment)
• 치료사
• 타 스태프(other staff)
• 친척 및 친구(relatives and friends)
• 이웃(neighbourhood)
• 동료(peer)
② 인간 외 환경(Non-human environment)
• 치료 세팅(setting)
– 병원, 지역사회 등
• 작업치료 세팅
– 재활치료실, 환자의 집 등
• 물리적 공간
• 가정, 일터 등</td></tr>
<tr><td>환경 조작
(manipulation of the environment)</td><td>① 환경적 변화에 필요한 요소
• 공간(space) : 자극의 촉진을 위해 배치될 수 있음
• 사람(people) : 사회적 상호작용을 위해 구성될 수 있음
• 태스크(task) : 기술(skill) 발달을 위해 개발될 수 있음
② 환경을 적절하게 조작하는 법
• 물리적으로 사물을 이동시킴
• 방의 기능을 변화시킴
• 집이나 일터의 외관을 변화시킴(예 페인트칠하기)
• 다른 공간을 사용함(예 실외 사용)
• 의사소통 및 주장하는 방법을 학습함
• 새로운 사회적 기술을 학습함
– 사회적 환경에서 새로운 기술을 연습하기 위해 외출함
– 새로운 기술습득을 위해 야간대학이나 전문대학에 다님</td></tr>
</table>

1. 목표설정(Setting Goals)

1) 목표 레벨(Level)

(1) 장기목표 : 작업수행의 목표
(2) 중기목표 : 장기목표를 이끄는 작은 목표
(3) 단기목표 : 목표성취를 위한 기술의 습득

2. Maslow의 욕구 단계(Maslow' Hierarchy of Needs)

1) 1단계 : 생리적 욕구

- 음식, 물, 온도 등

2) 2단계 : 안전에 대한 욕구

- 신체적 위험 없음, 정신적 안정

3) 3단계 : 사랑과 소속감에 대한 욕구

- 친구, 가족, 지역사회

4) 4단계 : 자존감에 대한 욕구

- 성취감, 타인으로부터의 인정 등

5) 5단계 : 인지적 욕구와 미적 욕구

- 물리적, 사회적 환경에 대한 인식 및 탐구

6) 6단계 : 자아실현

- 자신의 가능성을 알고 실천
- 창조성, 재능

3. 치료시 동기 유발(Motivation in Therapy)

1) 환경 자극을 제공함
2) 두려움을 일으키지 않을 정도의 호기심을 제공함
   - 자극시킬 새로운 것을 제시함
3) 환경 탐색과 활동의 재수행 기회를 제공함
4) 놀이 탐험을 시작하고 습득한 기술을 사용할 수 있는 시간을 제공함
5) 개인의 나이, 성, 문화적 배경, 교육 수준에 적합한 과제를 선택함
6) 낮은 수준의 욕구가 높은 수준의 욕구보다 먼저 이루어져야 함
7) 개인적, 사회적으로 가치 있는 활동을 사용함
8) 잠재된 재능의 사용을 허락하는 활동을 제공함
9) 도전은 있으나 너무 어려워서 좌절하지 않는 과제를 제공함

10) 과정에 따라 과제를 등급화 함
   • 동기를 유지하도록 함
11) 과제를 정할 때 개인의 흥미를 고려함
12) 개인행동의 결과에 책임이 있음을 인식시킴
13) 성공했을 때를 적절한 'feedback'을 제공함
14) 환자 존중, 잠재성에 대한 믿음, 경청 등이 필요함

OCCUPATIONAL THERAPY

16

C·H·A·P·T·E·R

정신건강 증진을 위한 운동 적성

꼭!
알고 넘어가기!!

- 운동의 정신적 영향을 이해한다.
- 정신건강과 신체적 영향을 이해한다.
- 운동별 치료효과들을 이해한다.

16.1 개요

개요	• 정신과 육체는 서로 밀접히 관련되어 있음 • 오래 전부터 정신질환 치료에 운동을 사용함 • 오늘날 운동의 심리학적 효과에 대해 과학적 연구가 이루어짐 – 신체운동과 정신건강 사이의 인과관계에서 긍정적 결과가 나옴

16.2 운동이 정신건강에 미치는 긍정적 효과

생의학적 측면	• 'Endorphin' 가설
	  – 육체적 운동이 뇌에서 'endorphin' 생성을 촉진함
	  – 몰핀과 유사한 효과를 지님
	  – 다른 신경전달물질과 연합하여 통증을 감소시킴
	  – 행복감을 증진함

운동의 효과	① Pyrogen 가설
	  • 운동을 통한 열 발생이 'hypothalamus'를 통해 뇌 활동을 변화시킴
	    – 긴장을 감소시키게 됨
	② 좋은 기분(feel better)을 만듦
	  • 'limbic system'과 'thalamus' 내의 신경전달물질을 활성화시킴
	    – 'dopamine, serotonin'이 증가됨
	    – 기분을 변화시킴

운동의 효과	③ 뇌 혈류량과 산소량의 증가 • 기분의 향상을 초래함
운동의 심리학적 효과	• 신체적 운동은 기분을 향상시킴 • 우울증을 감소시킴 • 불안감을 줄여줌 • 자아에 대한 인식(self-concept)을 향상시킴 • 완성감(sense of mastery)을 제공함 • 팀에 참여하기를 통해 협동의 기회가 제공됨 • 스트레스로부터 기분전환(diversion)이 가능함 • 창의성의 발현 및 자기표현이 가능해짐

16.3 정신건강과 신체적 장애

1. 정신장애와 관련된 신체적 문제

시설형 신경증 (institutional neurosis)	• 수동적임 • 무관심함 • 비활동적임 • 자세, 걸음걸이, 신체 컨디션의 저하가 나타남 • 시설이라는 환경에서 발생되는 문제점들 – 개인의 정체성을 상실하게 됨 – 말수가 적어짐 – 의욕이나 관심이 없어짐 – 자신의 외모를 돌보지 않게 됨

1) 약물의 영향

항우울제 또는 진정제	• 복용 후 피곤하고 졸음이 옴 • 움직이고 싶은 욕구가 낮아짐
신경이완제	• 체중이 증가됨 • 운동 능력 또는 동기가 감소됨

약물복용과 관련된 운동장애 (dyskinesia)	• 급성운동장애(acute dyskinesia) • 정좌불능(akathisia) • 파킨슨병 • rabbit syndrome • 지연성 운동장애(dyskinesia)
작업치료사의 역할	• 약물의 부작용이 나타나면 복용량을 변화시킬 수 있도록 빠른 보고가 필요함 • 비정상적 움직임이 악화되지 않도록 신체활동 및 이완기법을 사용함

2. 학습장애와 연관된 신체적 손상

운동계획 (motor planning)	• 지적 기능을 필요로 함 • 인지 발달과 매우 밀접한 관련이 있음
학습기능의 장애를 가진 사람들의 움직임	① 특징 • 느린 움직임 • 서툰 움직임 • 무딘 움직임 ② 심각한 학습장애를 가진 경우 • 인지 결손이 나타남 • 특정 영역의 뇌손상으로 움직임이 제한됨 예 뇌성마비(cerebral palsy)

16.4 치료적 운동(Therapeutic exercise)

1. 치료적 운동 및 스포츠 프로그램의 계획

조건	• 개인의 욕구 및 능력에 잘 맞는 신체적 활동을 선택함 – 치료 목표로 적절한 활동이어야 함
활동 선택 시 고려사항	• 경제적 요소 • 사회적 요소 • 기관의 시설장비 여건 • 치료사의 능력 등

2. 운동에 따른 주의사항

치료사	• 치료적 운동에 따르는 많은 주의사항을 숙지해야 함 • 환자의 능력이 걱정될 때는 전문가들과 상의해야 함
강한 운동을 금해야 하는 경우	• 심장병, 고혈압, 근골격계 질환, 골 암(bone cancer) • 간질(epilepsy) • 다운증후군 – 'atlantoaxial instability'가 있는 경우 – 아탈골(subluxation)이 있는 경우 • 식욕부진이나 거식증 환자 – 운동을 체중 감소의 수단으로 사용할 수 있음 • 'phenothiazine' 복용 환자 – 햇빛 노출을 피해야 함 – 보호 의복 및 선크림을 사용해야 함

3. 치료적 운동의 요소

치료사의 역할	• 치료사는 우선 신체적으로 건강해야함(예 물속에 빠진 사람을 구하기 위해) • 안전 지침을 숙지해야 함 – 유능한 응급 구조자가 되어야 함 • 치료사가 좋은 모델이 되어야 함 – 스스로 활동에 참여하도록 만드는 리더십을 지닌 유형이여야 함
장소	• 운동의 목적에 맞는 시설이 필요함 – 운동장, 실내 코트, 수영장, 승마장 등 • 실내외 상황에 따른 안전기준이 마련되어야 함 – 환기의 유지 – 청결 상태 등 • 바닥의 상태가 매우 중요한 요소가 됨 – 깨끗하며 미끄럽지 않아야 함
장비 및 의복	• 특수 장비나 고가의 시설이 필요할 경우 – 병원 밖에서 찾을 수도 있음 • 장비관리가 중요함 – 부서지기 쉽거나 조잡한 장비는 피해야 함 • 운동이나 스포츠에 맞는 복장 – 실내 체육관에서 달리기할 때 미끄러지거나 넘어지지 않기 위한 신발을 착용함

장비 및 의복	- 요가 시 맨발로 실시함 - 가방이 필요함 → 운동 후 샤워를 위한 물품들(비누, 샴푸, 수건 등)을 넣어둠	
대인관계 형성 (interpersonal processes)	치료사의 역할	• 사회 상호작용의 기회를 제공함 • 사회적 기술의 향상을 위해 활동들을 조직화함 • 활동 세션마다 사회적 통합을 증진시킴 - 개인의 자존감을 강화시킴 • 소속감을 제공함 - 팀의 일부분으로서의 소속감을 제공함 - 집단 내 협력과 정체성을 형성함 • 비언어적 의사소통 기술을 향상시킴 - 접촉을 증가시킴 - 동작 또는 춤을 개발함

4. 추천되는 활동들

이완훈련	• 근육을 풀어주므로 긴장을 해소하는 방법임 • 명상(meditative) 기법 - 만트라(mantra)와 같은 형태 • 최면요법
춤	• 자유로운 움직임을 만듦 - 감정표현의 강력한 중재물이 됨 • 자발성을 향상시킴 • 몸의 창조적 움직임을 통해 자아탐색의 기회를 제공함 • 비언어적 접촉이 의사소통기술을 개발함 • 공간 활용 능력이 생김 - 지각을 향상시킴
수영	• 관절염, 요통, 비만 환자에게 적절한 활동이 됨 • 심리적 효과 - 우울, 분노, 불안을 감소시킴 - 정신을 맑게 함 • 치료사 - 인명구조가 가능해야 함 → 인명구조시험을 통과해야 함

수영	• 기타 　– 대중 교통수단을 활용할 수 있음 　– 옷 입기와 같은 자조활동 기술을 연습할 수 있음
요가	• 요가는 뇌파(electroencephalogram)의 변화를 초래함 • 정신 집중을 향상시킴 • 신체에 대한 지각을 향상시킴 • 비경쟁적이면서 편안한 분위기를 만듦 　– 정신적 및 신체적 이완에 도움이 됨
생활체조	• 볼, 후프, 리본과 같은 소품을 활용함 • 발랄한 음악을 활용하기도 함
워킹	• 가장 간단하면서도 자연스러운 운동 • 이웃을 만남 • 자연을 즐길 수 있음
조깅과 러닝	• 가장 대중적 운동 • 돈이 들지 않아 경제적임 • 재미가 있음

1. 심리학적 효과

1) 신체적 운동은 기분을 향상시킴
2) 우울증을 감소시킴
3) 불안감을 줄여줌
4) 자아에 대한 인식(self-concept)을 향상시킴
5) 완성감(sense of mastery) 제공함
6) 팀에 참여함
7) 스트레스로부터 기분전환(diversion)이 가능함
8) 창의성의 발현 및 자기표현이 가능함

2. 치료적 운동의 요소

1) 치료사의 역할

(1) 치료사는 우선 신체적으로 건강해야함
(2) 안전 지침을 숙지해야 함
(3) 치료사가 좋은 모델이 되어야 함

2) 장소

(1) 운동의 목적에 맞는 시설이 필요함
(2) 실내외 상황에 따른 안전기준이 마련되어야 함
(3) 바닥의 상태가 매우 중요함

3) 장비 및 의복

(1) 특수 장비나 고가의 시설에 대한 고려
(2) 장비의 관리가 중요
(3) 운동이나 스포츠에 맞는 복장이 필요

3. 추천되는 활동들

1) 이완훈련
2) 춤
3) 수영
4) 요가
5) 생활체조
6) 워킹, 조깅, 러닝

OCCUPATIONAL THERAPY

17

C·H·A·P·T·E·R

인지 접근법

2024 OCCUPATIONAL THERAPY

OCCUPATIONAL THERAPY

꼭! 알고 넘어가기!!

- 인지장애 관련 이론을 이해한다.
- ACL의 각 단계의 내용과 제목이 국가고시에 종종 출제되고 있다.
- 인지치료의 특징과 내용을 이해한다.

17.1 개요

1. 인지(Cognition)

정신적 과정	• 정보의 획득(acquire) • 정보의 전환(transform) • 정보의 조직화(organize) • 정보의 저장(store) • 정보의 검색(retrieve)
현재의 문제를 해결하기 위해 과거의 경험을 불러오는 능력	• 문제 추론(reason) • 문제 계획(plan) • 문제 해결(slove)

17.2 인지장애(Cognitive dysfunction)

1. 원인

1) 기질적 증후군(organic syndromes)

급성(acute)	• 순간적인 뇌 기능의 장애(temporary disorganizations) • 가역적(reversible)인 상태 예 섬망(delirium)

만성(chronic)	• 뇌의 퇴행(degeneration of the brain) • 비가역적(irreversible)인 상태 • 지속적인 손실(continual loss) 예 치매(dementia), 뇌손상(head injury), 종양(tumor)

2. 평가(Assessment)

사례	• 인터뷰 • 업무수행에 대한 관찰 • 인지평가 도구 – Clifton assessment procedures for the elderly(CAPE) – Wechsler adult Intelligence scale-R(WAIS-R)

17.3 인지장애를 위한 작업치료(Occupational therapy for cognitive dysfunction)

1. 작업수행(Occupational performance)

1) 작업수행 모델(model of occupational performance)

(1) Sanderson과 Reed의 제안

수행요소 (performance components)	• 운동(motor) • 감각(sensory) • 인간관계(interpersonal) • intrapersonal • 인지(cognitive)
작업영역 (occupational area)	• 자조활동(self-maintenance) • 생산성(productivity) • 레저(leisure) • 대인관계(relationship)

2. 인지손상 치료(Treatment of cognitive impairment)

내용	• 과제의 등급화 • 감각의 최소화 • 적절한 피드백 • 체계적 구성 • 쉽게 학습될 수 있는 내용 • 환자의 능동적 참여 등

활동의 사례	• 읽기 놀이(play reading)
	  – 집중력 향상
	  – 의사소통기술 향상
	• 퀴즈 및 탁자 게임(quizzes and table games)
	  – 기억력 향상
	  – 문제해결능력 향상
	• 문제해결(problem-solving) 또는 목표계획(goal-planning)을 위한 그룹활동
	• 창의적 도구(creative media)의 사용

적응(adaptation)	• 기억력 손상(memory impairment)의 경우
	  – 시각적 단서(visual cue)를 제공함
	• 중도의 기억력 상실(mild memory loss)의 경우
	  – 일기 및 리스트 사용(use of lists and diaries)
	  – 단순화하기
	  – 친구, 보호자를 통한 인지 보상

17.4 인지장애 이론(Cognitive disability theory)

1. Allen의 인지수준 검사(ACL)

- 6단계로 분류
- ‘level 4’ 이하에서는 학습된 것들을 일반화하지 못함

레벨	내용	치매단계
Level 1 자동적 행동 (automatic actions)	• 의식은 있으나 주어진 자극에 몇 초간만 집중함 • 먹고 마실 수 있지만 관찰(monitering)이 필요함 • 24시간 간병이 필요함 • 지남력 손상이 특징 • 통증에 대해 반응 : 소리 또는 제스처로 반응함	치매말기
Level 2 자세적 행동 (postural action)	• 불편함에 대한 반응 : 자세의 조절을 통해 반응함 • 대동작 움직임 : 반복하거나 따라할 수 있음 • 의미 없는 방황 – 걸어다님(pacing) – 서성임(wandering) • 환경에 대한 간헐적 지각이 나타남 • 단시간의 집중이 있음 : 식사, 목욕 등의 수행을 위해 지속적인 촉진이 필요함 • 간단한 언어지시를 수행함 : 느린 반응을 보임	치매말기
Level 3 손 행동 (manual action)	• 손의 사용이 가능해짐 – 물건 들어올리기 및 관찰하기 – 자연스런 동작이 나타남 – 연필로 글씨쓰기, 컵의 사용 등 • 순서화의 문제가 있음 : 한 번에 한 단계씩 지시에 수행함 • 익숙한 물건의 사용이 가능해짐 • 기본적인 일상생활 활동 수행이 가능해짐 – 옷 입기, 목욕하기, 양치질하기 등 – 간단한 가사일의 수행이 가능함 – 촉진(prompting)과 감독(supervision)이 필요함 • 약물 관리 및 돈 관리 : 감독이 필요함	치매중기 ~말기

레벨	내용	치매단계
Level 4 목적 지향적 행동 (goal-directed actions)	• 목적 있는 활동을 함 : 목표 성취를 위한 단계적 수행이 가능함 • 익숙한 내용이나 과거 경험에 대한 정보 교환이 가능함 − 의사소통이 가능함, 하지만 새로운 정보에 대해서는 무시하거나 오해를 함 • 단순한 업무의 반복 수행이 가능함 − 언어 또는 문장으로 설명된 지시는 따르지 못함 • 일반화의 어려움 − 특정 상황에서 획득한 정보를 다른 상황에 일반화하지 못함 − 판단력 부재로 일어날 일에 대한 예측이 어려움	치매초기 ~중기
Level 5 탐색 행동 (exploratory actions)	• 자연스런 탐색 활동의 시작 : 시행착오를 통한 학습 • 인과관계에 대한 이해가 있음 • 새로운 것을 학습할 수 있음 : 학습된 것을 일반화시킬 수 있음 • 자조활동에 어려움이 없음 • 현재의 정보와 과거의 정보에 대한 의사소통이 가능함 • 일상이나 업무에서 나타날 수 있는 문제 − 참여, 우선순위 및 계획 짜기, 결과에 대한 이해, 개념형성, 연역적 추리 등에서 문제가 나타날 수 있음 • 대인 상호관계 및 직업 유지가 가능함 • 6단계 수준의 기능을 가지지만 만족시키지는 못함 • 실직, 이혼, 별거 등이 발생할 수 있음	치매초기
Level 6 계획된 행동 (planned action)	• 인지적 장애가 없음 • 정상적 기능을 하는 수준 − 계획하고 수행하기(cue를 사용) − 가능성에 대한 가정이 가능함 − 연역적 추리의 사용이 가능함 − 시범 없이 지시를 수행함 − 미래의 활동에 참여할 수 있음 − 행동의 계획 및 조직화가 가능함	치매초기

2. 중재 및 적용

개요	• 중재의 목표(aim of intervention) – 정확한 인지장애 수준을 결정하기 위함 • 인지 수준에 맞게 환자의 기능을 최적화함 – 환자가 할 수 있는 활동(activities)을 결정할 수 있음
활동의 방법	• 시각적 및 언어적 자극(visual and verbal prompts) • 변형된 업무(adapted work tasks) • 변형된 환경(adapted environment) • 조력자들의 지지(support from care/community staff)
스트레스	• 스트레스를 피함(avoiding undue stress) • 적절한 상태(condition)를 정의하고, 적절한 수준으로 구성함(identifying & creating)
지지 및 교육	• 'level 4' 이하의 환자 교육 – 실제 활동에 일반화할 수 없으므로 교육의 효과가 없음

17.5 인지치료(Cognitive therapy)

1. 인지치료의 이론(Rationale of cognitive therapy)

우울과 불안에 대한 이유	• 세상을 향한 부정적 시각(negative view of the world) • 자아개념에 대한 부정적 시각(negative concept of self) • 미래에 대한 부정적 평가(negative appraisal of the future)

2. 인지치료의 중재(Cognitive mediation) 내용

인지구조의 중재	• 안정된 지식 구조(stable knowledge structure)가 필요함 • 자아, 타인, 세상 등에 대한 신념, 이론, 가정(belief, theories, assumptions)을 사용함
인지처리과정의 중재	① 우울증 환자들의 정보처리 • 부정적 인지구조로 정보를 처리함 ② 불안장애를 지닌 환자들의 정보처리 • 불안을 만드는 인지구조를 통한 정보처리가 이루어짐

인지처리과정의 중재	③ 피아제의 개념(Piaget' concepts) • 동화(assimilation) : 기존의 인지구조와 통합하는 것 • 조절(accommodation) : 새로운 인지구조를 만들어 내는 것 ④ 우울증과 불안을 지닌 사람들의 전형적인 정보처리 과정의 문제(error) • 선택적 추상(selective abstraction) – 다른 상황에 대한 고려 없이 한 가지만을 보고 판단함 • 과도한 일반화(over-generalization) – '나는 항상 실패한다'라는 생각함 – 한 가지 경험을 가지고 모든 일에 적용함 • 파국(catastrophising) – 특정 상황에서 긍정적인 생각보다 부정적인 생각이 지배적임 – '이것을 망치면 해고될 거야'라는 생각 • '모두가 아니면 전혀 아니다'라는 사고(all-or-nothing thinking) – 반대의 두 생각 중 하나에만 집착하는 것 • 개인화(personalization) – 모든 문제를 자신과 연관시킴 – '이 잘못은 나 때문이야'라는 생각
사고 내용의 중재	• 생각하는 동안 나타나는 사고의 내용 • NAT(Negative Automatic Thoughts) – 자동적인 부정적 사고를 찾아내는 것이 중요한 치료적 요소가 됨

3. 인지치료의 특징(Characteristics of cognitive therapy)

인지치료적 접근의 특징	• 목표 지향적(directive) • 구조적(structured) • 시간 제한적(time-limited)
다양한 기법들	• 부정적인 자동적 사고에 대한 모니터링(monitoring) • 사고·감정·행동 사이의 관계 재정립(reorganizing) • 증거 평가(examining the evidence) • 보다 현실적 방향의 해석(more reality-oriented interpretations)으로 대체 • 비기능적 신념(dysfunctional beliefs)에 대한 정의 및 수정

17.6 작업치료의 인지치료 접근법(Cognitive therapy approach to OT)

1. 작업치료사의 역할

1) 교육자 및 촉진자(educator & facilitator)의 역할

교육자	• 새로운 기술 및 대인관계 방법을 교육함
촉진자	• 학습이 일어날 수 있는 적절한 환경으로의 접근성을 향상시킴

2) 변화를 촉진하는 활동의 사용(use of activities to facilitate change)

스케줄 짜기 (scheduling)	① 구조화된 인터뷰(structured interview) • 환자의 과거와 현재의 흥미를 파악할 수 있음 • 즐거운 일들이 무엇인지 파악할 수 있음 • 체크리스트를 사용할 수 있음 – interest checklist – pleasant event schedule ② 활동 스케줄 • 즐겁고 성취감 있는 레퍼토리로 계획해야 함
등급화 (activity grading)	• 단순한 것에서 복잡한 것으로 진행
작업치료와 활동	• 실패로 좌절하지 않는 활동을 선택해야 함 • 우울증 및 불안을 지닌 환자의 활동 – 성공의 체험과 능력을 발견할 수 있는 활동이어야 함 – 자존감 및 긍정적 느낌을 주는 활동이어야 함
전환 (diversion)	• 근심, 우울, 강박적(obsessive) 사고로부터의 전환이 필요함 – 활동을 통한 기분의 전환이 있음 – 즐거운 활동을 제공하므로 복잡한 사고를 지닌 환자들을 전환시킴
역할 놀이 (role play)	• 주장 훈련(assertiveness training), 불안 관리(anxiety management)에 사용됨 • 특정 문제를 표현하는 즉흥적 방법으로 사용됨 • 객관적으로 자신을 볼 수 있게 함

3) 치료 시 이미지 사용(use of image)

이미지 유도 테크닉 (guided imagery technique)	• 이미지 재구성을 통해 인지구조를 재구성함 예) 상상으로 자신을 타인이라고 생각하게 함
창조적 도구의 이용 (use of creative media)	• 미술(art), 흙 놀이(clay), 드라마(drama) 등을 이용함 • 시각적 효과를 이용함 – 오랫동안 기억할 수 있음

S.U.M.M.A.R.Y

1. 인지손상치료(Treatment of Cognitive Impairment)

1) 일반적 요소

(1) 과제의 등급화
(2) 감각의 최소화
(3) 적절한 피드백
(4) 체계적인 구성
(5) 쉽게 학습될 수 있는 내용
(6) 환자의 능동적인 참여

2) 활동의 사례

(1) 읽기 놀이(play reading)
① 집중력 향상
② 의사소통기술 향상
(2) 퀴즈 및 탁자 게임(quizzes and table games)
① 기억력 향상
② 문제해결능력 향상
(3) 문제해결(problem-solving) 또는 목표계획(goal-planning) 활동에 참여
(4) 창의적 도구(creative media)

2. Allen의 인지수준 검사(ACL)

1) Level 1 : 자동적 행동(automatic actions)

(1) 의식은 있으나 주어진 자극에 몇 초간만 집중함
(2) 먹고 마실 수 있지만 관찰(monitering)을 필요로 함

2) Level 2 : 자세적 행동(postural action)

(1) 불편함에 대한 반응
(2) 대동작의 움직임

3) Level 3 : 손 행동(manual action)

(1) 손의 사용이 가능함
(2) 기본적인 일상생활 활동의 수행이 가능함

4) Level 4 : 목적 지향적 행동(goal-directed actions)

(1) 목적 있는 활동을 함
(2) 단순한 업무의 반복 수행이 가능함

5) Level 5 : 탐색 행동(exploratory actions)

(1) 자연스런 탐색 활동을 시작함
(2) 새로운 것을 학습할 수 있음

6) Level 6 : 계획된 행동(planned action)

• 정상적 기능을 하는 수준

OCCUPATIONAL THERAPY

18

C·H·A·P·T·E·R

그룹 활동

2024 OCCUPATIONAL THERAPY

꼭!
알고 넘어가기!!

- 그룹의 종류와 내용을 이해한다.
- 그룹의 가치가 무엇인지 이해한다.
- 그룹의 구성 요소를 이해한다.

18.1 작업치료에서의 그룹(Groups in occupational therapy)

1. 그룹의 종류(Types of groups)

1) 활동 그룹(activity groups)

과제 그룹 (task group)	• 기술 발달(develop skills)이 목표가 됨 • 최종 생산물과 개인에 포커스를 맞춤(orientated) • 수공예 그룹(craft group), 작업 그룹(work group), 생활 기술(life skill) 그룹 등
사회 그룹 (social group)	• 사회적 관계를 촉진하는 그룹(encourage social interaction) • 스포츠 그룹, 게임 그룹, 퀴즈 그룹, 에어로빅 그룹, 댄스 그룹 등

2) 지지그룹(support groups)

- 의사소통 및 심리치료(communication and psychotherapy)에 초점을 둠
- 그룹 프로세스(group process)를 강조함

의사소통 그룹 (communication group)	• 서로의 경험을 공유함 • 서로를 지지(support)해 줌
토론 그룹 (discussion group)	• 사회기술을 훈련(social skill training)시킴
심리치료 그룹 (psychotherapy group)	• 'insight' 획득을 도와줌 • 자신의 감정을 탐색하도록 도와줌

2. 접근법(Approach to group-work)

직접 관여 그룹 (directive group)	① 대상 • 기능이 저하된 정신과 환자 ② 목적 • 자조활동의 증진 • 업무수행(task performance)의 증진 • 기본 상호작용(basic interaction)의 증진 ③ 내용 • 그룹의 리더가 직접 관여(directive)함 • 활동의 특정 부분을 촉진함(encourage)
기능적 그룹 (functional group)	① 목적 • 작업행동(occupational behavior)의 향상 • 일, 놀이, 자조활동의 참여 증진 ② 내용 • 자조활동(self-maintenance tasks) – 목적을 가지고 자발적인 참여를 유도함 – 스스로 시작하여 자발적 참여를 유도함 • 리더는 최대의 참여를 촉진함
발달 그룹 (developmental group)	① 5단계의 그룹 : 대인관계 기술(interaction skills) 발달 그룹 • 평행 그룹(parallel group) • 프로젝트 그룹(project group) • 자기중심 협동 그룹(egocentric cooperative group) • 협동 그룹(cooperative group) • 성숙 그룹(mature group) ② 내용 • 특정 업무 및 사회적 활동을 실시함 • 그룹 구성원들의 기술이 향상하도록 격려함
정신역동 커뮤니케이션 그룹 (psycho dynamic communication group)	• 활동을 통해 각 개인의 생각과 감정을 표현하도록 도움 • 서로 나누고 공유함을 통해 상호교류가 발생됨 • 자기장점(egostrengthening), 현실감(reality testing), 소속감 등을 제공함
프로젝트 그룹 (projective group)	① 목적 • 개인의 내면세계를 탐색하기 위해 • 개인의 내적 갈등을 찾기 위해 ② 사례 • 미술치료(art therapy) • 핑거페인팅, 그림 그리기, 조각 등을 통해 자유로운 창조활동을 제공함

3. 그룹의 가치(Value of groups)

1) 그룹의 특성(special qualities of group)

특성	• 다양한 관계형성(multiple relationship) • 자연스런 학습 환경(natural learning environment) • 지지(supportive) • 사고와 창조의 역동적 자원(dynamic source) 제공
Yalom의 11가지 그룹 치료 요소	① 희망의 내재화(instillation of hope) ② 보편성(universality) ③ 정보전달(imparting information) ④ 이타심(altruism) ⑤ 1차 가족집단의 교정 반복(corrective recapitulation) ⑥ 사회 기술의 발달(development of socializing techniques) ⑦ 모방행동(imitative behavior) ⑧ 대인관계 학습(interpersonal learning) ⑨ 그룹 결속력(group cohesiveness) ⑩ 정화(catharsis) ⑪ 실질적인 요소들(existential factors)

2) 그룹치료와 개별치료(group versus individual treatment)

그룹에 적절한 대상	• 그룹 내 구성원들과 상호작용을 할 수 있는 인식과 기술이 있는 환자 • 사회적 상호작용 및 관계의 문제를 가진 환자 • 고립감을 느끼며, 긍정적 조언과 지지를 제공할 사람이 없는 환자 • 1 : 1 작업의 친밀감을 두려워하는 환자
그룹에 부적절한 대상	• 그룹에 속하기를 두려워하며 타인과의 관계가 불가능한 환자 • 그룹치료 참여에 동기부여가 일어나지 않는 환자 • 지나치게 자아에 빠져있어 타인의 필요성을 인식하지 못하는 환자 • 급성기 환자 또는 공격성을 지닌 환자 • 자신을 통제하지 못하는 환자 • 그룹에 지나치게 회피적이고 복잡함을 느끼는 환자(예 성폭행 등)

시간 소비	• 그룹치료(group-work)에 보다 많은 시간이 소비됨
	  – 개별 치료의 경우는 30분 정도 소요됨
	  – 그룹의 경우 1시간 30분 이상이 소요됨
	• 그룹 리더의 참여, 토론, 평가 등을 위해 추가 시간이 필요함
	• 구성원 자신들의 개인적 평가와 기록을 위한 시간이 필요함

4. 그룹의 분류(by Mosey)

1) 발달 그룹(Developmental group)

평행(parallel) 그룹	• 한 번에 두 명 이상을 견딜 수 있는 환자들로 구성됨 ① 목표 • 다른 환자들과 같은 공간을 공유하며 자신이 선택한 일 수행하기 ② 작업치료사의 역할 : 리더 • 경계(boundaries) 제공 • 목표 설명 • 기대되는 행동 설명 • 수행에 대한 피드백 제공
프로젝트(project) 그룹	• 성취하고자 하는 업무를 수행함에 있어 다른 환자들과 함께 대화하며 상호작용이 기대되는 그룹(업무는 약 30분 정도의 분량) ① 목표 • 환자가 시행착오를 할 수 있는 경험과 기회 제공하기 • 협력과 경쟁의 균형 경험하기 및 업무 관련 상호작용 학습하기 ② 작업치료사의 역할 : 리더 • 수행할 업무 계획하고 제공하기 • 업무 중 필요에 따라 환자를 유도하고, 돕고, 지지하기
자기중심적 – 협력적(egocentric-cooperative) 그룹	• 한 단계 또는 두 단계를 통해 완수할 수 있는 업무를 함께 수행하는 그룹(업무는 약 1시간 정도의 분량) ① 목표 : 다음의 내용들을 수행/학습할 수 있어야 함 • 그룹의 기준과 목표(norms and goals)를 정의(identify)할 수 있어야 함 • 그룹을 위해 자신이 가지고 있는 지식과 기술을 사용할 수 있어야 함 • 다른 그룹의 역할을 실험(experiemen)할 수 있어야 함 • 그룹 구성원으로서의 자신을 올바르게 정의할 수 있어야 함 • 다른 구성원들의 요구에 대한 권리를 존중하 수 있어야 함 • 그룹 참여 경험를 통해 만족감을 성취할 수 있어야 함 ② 작업치료사의 역할 : 민주적 리더(Democratic Leader) • 그룹의 업무와 계획 수행을 허락하기 • 제언하기 • 업무완수 촉진을 위한 지원 • 환경의 안전 및 수용(acceptance and safety)을 촉진하는 지지자 ③ 사례 • 자기주장(assertiveness), 의사소통(communication) 기술, 스트레스 관리

협력(cooperative) 그룹	• 구성원들이 함께 필요한 것/생각/느낌 등을 공유하고, 함께 대화하는 응집력 강한 그룹 → 서로의 의견을 들어줌 • 업무는 서로 의견을 공유하고 청취하는 것 촉진하는 용도로 사용됨 → 생산하는 것을 찾거나, 생산을 완료하는 것이 아님 • 행동의 변화가 중요한 내용이 아님 ① 목표 • 생각, 감정, 가치, 공통 관심 등에 대한 공유의 기회를 제공하기 • 공유의 경험을 통해 즐거움과 만족감 획득의 기회 제공하기 ② 작업치료사의 역할 : 조언자(Advisor) • 그룹에 도움 제공하기 • 업무경험 시작하기 • 자유롭게 자신의 생각과 감정을 공유할 수 있는 참가자 되기 ③ 사례 • 생각과 감정을 나눌 있도록 촉진하는 활동들 → 미술, 문학, 음악, 기타 창조적 경험들 • 가치관 보여주기(Value clarification) 그룹
성숙(mature) 그룹	• 그룹 업무를 독립적으로 선택/기획/완수할 수 있음 → 업무는 정해진 시간 내에 특정 결과물을 생산하는 것 • 그룹과 그룹의 요구가 개인의 요구보다 우선함의 기능과 업무의 과정의 전개 → 그룹에서 발생되는 사회－감정 및 역할을 배울 수 있는 경험 과정으로 구성됨 → 그룹에서 발생되는 사회－감정을 정의할 수 있게 됨 → 자신이 그룹에서 맡은 역할을 정의할 수 있게 됨 ① 목표 • 그룹의 이익을 위해, 그리고 그룹의 업무 완수를 위해 자신의 요구(need)를 미뤄둘 수 있는 활동 제공하기 ② 작업치료사의 역할 : 그룹 멤버(정해진 리더가 아님)

2) 활동 그룹(Activity group)

평가(evaluation) 그룹	• 작업치료가 사용하는 단기 활동 → 환자의 대인관계 기술을 관찰하기 위해 → 활동에 대한 의 기능반응을 보기 위해 • 평가되는 특정 영역의 기능이 적용된 FOR에 의해 결정됨 • 평가 동안은 중재(Intervention)가 계획되지 않음

과제중심 (task oriented) 그룹	• 분명한 결과를 가짐(최종 산물 또는 최종 서비스) • 환자는 다른 사람들과 상호작용을 학습 • 활동을 통해 자신 및 다른 환자에 대한 이해와 지각을 향상시킴 • 환자는 대인관계기술를 학습 • 새로운 행동을 연습 • 과제 중 발생되는 생각/감정/행동들의 상호작용을 탐색 • 작업치료사의 역할 → 활동의 경험과정을 이끌어줌 → 그룹 내 상호작용을 통한 환자의 행동 변화를 능동적으로 탐색하도록 이끌어 줌
발달(developmental) 그룹	• 특정 활동을 통해 환자는 그룹 내 상호작용가술을 학습 • 활동들은 점진적 도전을 제공하기 등급화 → 단순에서 복잡으로 → 단기간에서 장기간으로 • 점진적 도전에 필요한 내용 → 협동 노력(collaborative effort) → 완수할 수 있는 능력 → 문제해결 및 업무완수에 있어 향상된 독립성
테마(thematic) 그룹	• 환자의 지식/기술/태도 습득을 돕는 목적 있는 활동을 사용 → 보호적 환경에 필요한 기능 습득 • 환자는 ADL, 직업, 레저 기술을 습득 → 지지적/직접적/학습적 경험을 통해
토픽(topical) 그룹	• 보호적 환경에서 습득한 지식/기술/태도를 지역사회에서 독립적으로 사용하는 것을 학습 • 두 유형의 그룹 → 예측(Anticipatory) 그룹 : 미래 환경에 필요할 것으로 예측되는 수행에 초점을 둠 → 동시(Concurrent) 그룹 : 현재 환자의 지역사회에서 요구되는 가능에 필요한 지식/기술/태도에 초점을 둠 • 작업치료사의 역할 → 활동에 대한 설명과 기대 역할에 대한 토의 촉진하기 → 문제를 찾기 위한 지식과 기술을 정의하기 → 문제해결을 위한 아이디어 짜기 및 기술 연습
Instrumental 그룹	• 환자의 현재 기능을 유지하는 활동을 사용 • 환자의 건강을 최적의 상태로 촉진하는 활동을 사용

18.2 그룹 계획하기(Planning groups)

1. 치료 세션 준비하기(Preparing a session)

1) 개요

목적 및 목표 (aims and objectives)	① 목적(aim) • 전체적인 획득(overall gain)의 내용을 말함 ② 목표(objective) • 측정 가능한 작은 결과의 목표들을 말함 예 activity group : 최종 결과물에 초점(focus on end product) support group : 감정과 과정에 초점(focus on feelings and process)
활동 선택 (choosing the activity)	① 사람들이 관심을 가지는 의미 있는 활동 ② 흥미와 믿음(interest and beliefs)이 반영된 활동 ③ 그룹 구성원들의 기능 수준(level of functioning)을 고려한 활동

2) 세션 구성하기(structuring the session)

※ 전체를 구성하는 5단계 과정

소개(introduction)	• 상호간의 인사 및 소개 • 어색한 분위기를 없애는 게임 등의 활동을 수행함
준비(warm-up)	• 신체 운동(physical exercise)의 실시 – 그룹을 활기 있게(energize a group)하기 위해 필요함 • 웃음을 주는 활동(humorous activities)의 실시 – 구성원들을 이완시키기(relax members) 위해 필요함 • 비언어적 게임(non-verbal games)의 수행 – 역할 극(role-play) 준비를 위해 필요함
활동(action)	• 목적 성취를 위한 단계가 됨 • 세션 중 가장 중요한 부분이 됨(예 그림 그리기, 드라마 등)
마무리(wind-down)	• 활동 종료를 준비하는 시간 – 정리 및 청소 실시 • 치료사는 종결과 동시에 몇 가지 중요한 코멘트(comment)를 제공함
그룹 후(post-group)	• 그룹 활동에 대한 평가 및 기록 – 어떤 일이 있었는지 기록함 • 그룹 후 토론(post group discussions) – 그룹에 반영할 수 있음 – 그룹의 리더를 도와줌(support for leaders)

3) 적용

환경의 구성 (organizing the environment)	• 가구의 배치(furniture and its position) • 장비 및 재료(equipment and materials)의 상태 • 물리적 안전(physical safety) • 기타 – 조명, 온도, 공간, 환기 등의 적절성이 필요함
치료의 등급화 및 순응 (grading and adapting treatment)	• 활동의 난이도를 점차 증가시킴 • 활동을 각 요소(component part)로 나눔 • 구성원의 역할 형태 및 양의 증가
구성원의 동기유발 (motivating members)	• 참여를 기피하는 구성원의 그룹 참여를 촉진하기 위해 동기유발이 최우선시 됨 • 구성원의 치료 목표와 가치 인식이 중요함 • 환자의 능동적 참여가 중요함 – 치료사는 '그 활동이 환자에게 의미 있는 것인지'를 확인함

2. 장기간 그룹 구성하기(Setting up a longer term group)

1) 계획(planning)

• 집단의 크기, 종류, 목적, 시간, 리더 등을 결정

집단의 크기	① 심리치료(psychotherapy) • 그룹의 크기(size of group) : 6～9명 • 개방 및 폐쇄(open vs closed) : 폐쇄적 그룹 • 구성원(mix of members) : 비슷한 수준의 기능을 지닌 환자들 ② 활동 그룹(activity group) • 그룹의 크기(size of group) : 더 많거나 적음 • 개방 및 폐쇄(open vs closed) : 개방적 그룹이거나 폐쇄된 그룹 • 구성원(mix of members) : 서로 다른 수준의 기능을 지닌 환자들
시간 결정 (decisions about timing)	• 언제, 얼마나 자주할 것인지를 결정함 • 세션의 길이(length of session)를 결정함 • 그 그룹을 몇 주 운영할 것인지(how many weeks the group run for)를 결정함 • 시간의 제한을 둘 것인지 말 것인지(time limited or open ended)를 결정함

2) 마케팅(marketing)

초기의뢰 및 접수	• 편지보내기 • 병동 주변에 전단광고를 시행함 • 포스터 전시(poster displays) 등을 실시함

3) 그룹 구성 전 인터뷰의 목적(aims of pre-group interview)

목적	• 관계 형성(relationship building)을 위해 • 정보 제공(information giving)을 위해 • 정보 취득(information receiving)을 위해 • 지지(support)를 위해 • 평가(assessment)를 위해 – 기초 기준선 평가(baseline assessment criteria) • 치료 계획(treatment planning) 수행을 위해

18.3 그룹 관리(Managing the group)

1. 그룹 역동(Group dynamics)

- 그룹 내 발생하는 힘(forces), 사회적 구조(social structures), 행동(behaviors), 관계형성(relationships), 처리과정(processes) 등을 의미함

그룹 내 역할	• 개인의 요구, 그룹의 목표, 구성원들의 요구 등에 의해 결정됨 – 그룹 내 '광대(clown)' 역할 : 어려운 문제들을 재치있게 넘어갈 수 있게 함 • 각 구성원들이 각각 다른 역할을 맡도록 권장함 • 역할을 맡은 구성원들의 역할을 촉진시킴 – 성공적인 역할 수행은 자신감을 제공함

2. 평가(Evaluation)

1) 방법(methods)

- 주관적 평가와 객관적 평가 모두 사용

주관적 평가 (subjective evaluation)	• 지지 그룹(support group)에 사용됨 • 감정표현(express feeling)의 기회가 많으므로 주관적 평가가 적절함
객관적 평가 (objective evaluation)	• 활동 그룹(activity group)에 사용됨 • 수행 및 기술(performance and skill)을 평가하기에 적절함
기타	• 구성원들의 피드백(feedback from group members)을 관찰함 • 관찰 및 분석(observation and analysis of group processes) 등의 방법을 이용함

2) 기록 및 감독

기록 (recording group process)	• 간략한 요약(brief summary)이 필요함 • 내용 – 그룹 이벤트(group events)에 대해 – 그룹의 주제(themes)에 대해 – 구성원들의 반응에 대해
감독 (supervision)	• 평가의 마지막 부분이 됨 • 내용 – 그룹 내 발생한 일들(what occurred in the group)을 평가함 – 그룹을 다루는 다른 방법(different ways of handling the group)에 대한 고려함 – 리더십과 긴장(co-leadership issues and tensions)에 대해 탐색함

1. 그룹

1) 직접 관여 그룹(directive group)

(1) 목적

① 자조활동의 증진

② 업무 수행(task performance)의 증진

③ 기본 상호작용(basic interaction)의 증진

2) 기능적 그룹(functional group)

- 목적 : 작업행동(occupational behavior)의 향상

3) 발달 그룹(developmental group)

- 대인관계 기술(interaction skills) 발달 5단계 그룹

4) 정신역동 커뮤니케이션 그룹(psychodynamic communication group)

- 활동을 통해 각 개인의 생각과 감정을 표현하도록 도움

5) 프로젝트 그룹(projective group)

(1) 목적

① 개인의 내면세계를 탐색하기 위해

② 개인의 내적 갈등을 찾기 위해

2. 그룹치료(Group-work)의 적절한 대상

1) 그룹 내 구성원들과 상호작용을 할 수 있는 인식과 기술이 있는 환자

2) 사회적 상호작용 및 관계에 문제가 있는 환자

3) 고립감을 느끼며 긍정적 조언이나 지지를 제공할 사람이 없는 환자

4) 1 : 1 작업의 친밀감을 두려워하는 환자

3. 전체를 구성하는 5단계

1) 소개(introduction)

2) 준비(warm-up)

3) 활동(action)

4) 마무리(wind-down)

5) 그룹 후(post-group) 평가

2024 OCCUPATIONAL THERAPY

OCCUPATIONAL THERAPY

19

C·H·A·P·T·E·R

창조적 활동

2024 OCCUPATIONAL THERAPY

꼭! 알고 넘어가기!!

- 창조적 활동의 가치를 이해한다.
- 창조성을 증가시키는 방법들을 학습해야 한다.

19.1 창조성(Creativity)

1. 개요

정의	• 새로운 것(novelty)을 만들어 가는 과정
개인차	• 모든 사람이 창조 능력을 가지고 있음 • 개인차가 존재함

2. 창조적인 사람들의 특징(Characteristics of creative people)

일반적인 지적 능력 (general intellectual ability)	• 문제해결 능력을 지님 • 지능과 관련 있음
특정 지적능력 (specific intellectual ability)	• 특정 영역에서의 지적능력을 지님 – 음악, 수학 등
일반적인 창조적 사고 (general creative thinking)	• 다양한 아이디어를 만드는 능력을 지님
특별한 창조적 재능 (specific creative talent)	• 특정 영역에서 새로운 것을 만들어내는 능력이 좋음 – 미술, 문학, 음악, 과학 등

3. 창조적 과정(Creative process)

과정	① 준비(preparation) ② 계획(incubation) ③ 조명(illumination) ④ 실현(verification)

19.2 치료로서 창조적 활동(Creative activities as therapy)

1. 창조적 활동의 가치(Value of creative activities)

효과	• 동기유발(motivation)을 증가시킴 • 학습의 향상(enhancing learning)을 초래함 • 만족감과 자존감(satisfaction and self-esteem)을 증진시킴 • 자기표현(self-expression)을 가능하게 함 • 프로젝션을 촉진함(facilitating projection) • 승화(sublimation)의 기회를 제공함

2. 창조성 증가시키기(Enhancing creativity)

창조적 표현을 증가시키는 조건들	• 자극이 있는 환경 – 보고 만질 수 있으며, 다양함과 흥미로움을 제공함 예 말린 꽃, 그림, 사진, 조개, 직물 등 • 주제가 있는 활동 – 창의적인 글쓰기(creative writing)와 같은 주제를 가진 활동을 함 – 환자는 많은 사고(brainstorming)를 하게 됨 • 재료와 도구(material and equipment)의 용이성 – 좋은 질을 가지고 있으며, 쉽게 이용할 수 있어야 함 예 찰흙, 주걱, 물, 수건 등 • 모방(copy)할 수 있거나 성취하기 어려운 아이템(item)을 피함 예 엽서, 그림 등을 모방하기 • 활동을 성공적으로 수행할 수 있도록 정보 및 지침(information & instruction)을 제공함 예 찰흙에 기포가 생기지 않도록 반죽하도록 함

창조적 표현을 증가시키는 조건들	• 세션(session)의 목적은 최종 결과물이 아닌 창조 과정(creative process)임 – 다른 사람과의 작품 비교는 피함 – 잘 수행된 특정 부분에 대한 칭찬을 피함 → 단지 활동의 참여와 수행을 칭찬함 • 자신의 페이스(pace)를 유지하며 수행할 수 있도록 충분한 시간을 제공함 – 미완성이거나 환자가 연습을 더 원할 경우 기회를 제공함 • 환자의 작품 완성도 또는 기술과 관계없이 모든 작품을 존중해 줌 • 방해받지 않는 환경과 자유로운 환경을 제공함

SUMMARY

1. 창조적 활동의 가치(Value of Creative Activities)

1) 동기유발(motivation)을 증가시킴
2) 학습의 향상(enhancing learning)을 초래함
3) 만족감과 자존감(satisfaction and self-esteem)을 증진시킴
4) 자기표현(self-expression)을 가능하게 함
5) 프로젝션을 촉진함(facilitating projection)
6) 승화(sublimation)의 기회를 제공함

2. 창조적 표현을 증가시키는 조건들

1) 자극이 있는 환경 제공
2) 주제가 있는 활동의 제공
3) 재료와 도구(material and equipment)의 용이성
4) 모방(copy)할 수 있거나 성취하기 어려울 정도의 수준 높은 아이템(item)은 피함
5) 활동을 성공적으로 수행할 수 있도록 정보 및 지침(information & instruction)을 제공함
6) 세션(session)의 포커스는 최종 결과물이 아닌 창조과정(creative process)
7) 자신의 페이스(pace)를 유지하며 수행할 수 있도록 충분한 시간을 제공함
8) 환자의 작품 완성도 또는 기술과 관계없이 모든 작품을 존중해 주어야 함
9) 방해받지 않는 환경과 자유로운 환경이 제공되어야 함

OCCUPATIONAL THERAPY

20

C·H·A·P·T·E·R

놀이 치료

꼭!
알고 넘어가기!!

- 놀이의 치료적 가치를 이해한다.
- 치료적 놀이의 효과를 이해한다.
- 놀이치료의 이론이 종종 국가고시에 출제되고 있다.

20.1 놀이(Play)

- 아동의 정서 및 행동을 이해할 수 있음
- 발달적 측면에서의 놀이와 언어를 학습하는 것이 중요한 요소가 됨

놀이의 치료적 가치	• 놀이를 통한 전반적인 아동 발달이 이루어짐 • 타인과의 관계형성이 이루어짐 • 자신의 문제를 해결할 기회를 제공함 • 자아의식과 동일시를 형성함 • 자신의 능력에 대한 자신감을 형성함 • 긍정적 자아탐색의 기회를 제공함

치료적 도구로서의 놀이	• 작업치료사는 치료적 놀이를 통해 아이들의 기능 수준을 향상시킬 수 있음
	  – 치료적 기법과 놀이를 이용
	• 활동을 통해 아동은 긴장과 분노를 풀 수 있음
	  – 상징적 놀이의 사용
	• 무의식적/의식적 요구 및 갈등을 놀이를 통해 표출할 수 있음
	  – 두려움, 환상 등을 표현함
	  – 치료사는 이런 활동을 해석함
	  – 아동의 'insight'를 볼 수 있음
	• 인간관계 기술을 향상시킴
	  – 놀이치료 그룹에서 사회적 기술을 훈련할 수 있음
	  – 새로운 기술의 개발이 가능함
	  – 사회적으로 수용되는 방법으로 기본적 욕구를 승화시키는 방법을 학습함
	• 자신감과 긍정적 자아상을 학습함
	  – 인정을 통한 긍정적 경험을 통해 이루어짐

20.2 놀이치료 소개(Play therapy : Introduction)

• 놀이의 치료적 사용은 매우 복잡한 영역이 됨

1. 개요

일반 아동의 스트레스	• 모든 아동들은 특정 스트레스를 받게 됨 • 대부분의 아동들이 어려움에 대해 도움을 받아 스스로 해결할 수 있음 – 부모, 친구, 선생님, 기타 공동체의 어른들이 도움을 줄 수 있음 • 대부분의 아동들은 풍부한 놀이 환경과 어른의 지지적 관계에 쉽게 접근할 수 있음 – 아이들도 어른과 같이 나쁜 사건들을 이야기해 풀어버리는 것과 같이 믿을 만한 어른의 지지로 나쁜 경험의 해소가 필요함

2. 유년기 및 청소년기의 심리적 장애

신경증	• 불안, 공포, 강박, 충동, 히스테리, 우울 등
기타	• 학습장애, 언어장애, 주의력결핍, 운동장애, 기분장애, 간질, 자폐, 틱 등

3. 스트레스를 받는 아이들을 위한 놀이치료

입원 중인 아동	• 응급상황 또는 장기 입원한 아동 • 만성적인 질환을 지닌 아동 • 놀이 치료 – 두려움을 표현하는 데 사용함 – 복잡한 치료 과정을 설명하는 데 사용함 • 만성적 질환을 가진 아동 – 만족감을 얻을 수 있는 활동에 노출하므로 좌절감을 표현해줌 • 아동의 감정적 조절을 통해 장애 극복을 도울 수 있음
별거 또는 이혼 가정의 아동	• 좌절감에 대해 의사소통을 하므로 보살핌을 제공함 • 잘 적응할 수 있도록 도움을 제공함
육체적 또는 성적 학대를 받던 아동	• 치료받지 못하면 평생 상처로 남을 수 있음 • 외상적 경험 및 관련된 감정들을 놀이를 통해 해결하는 것이 필요함
가족과 사별한 아동	• 보통 주위로부터 과잉보호가 이루어짐 • 적응하는 데 도움을 제공함

4. 다차원적 팀(Multidisciplinary team)

관련 전문가	• 소아정신과 전문의 • 교육 심리학자 • 사회사업가 • 작업치료사 • 언어 치료사 • 간호사 등

20.3 놀이치료의 이론적 틀(Theoretical framework)

정신분석적
(psychodynamic)
치료
	• 치료자는 아이의 무의식적 두려움과 방어를 다룸
	• 치료목적
	  – 과거의 갈등과 요구들을 다시 조율함
	• 정서적 발달을 정상적 단계로 유도하는 치료
	  – 고착된 수준으로부터 자신의 연령 수준까지 높여가도록 도움을 제공함
	• 평소 표현하지 못했던 것들을 표현하고 경험하게 함
	  – 스스로 자각하게 되며 그런 경험을 통해 관계의 성숙이 이루어짐
	• '상징놀이'를 사용함
	  – 무의식의 표현 도구(material)로 사용됨
	  – 내적 세계의 표현이 이루어짐
	  – 아동이 'insight'를 획득하게 됨
	• '역할 전환'을 사용함
	  – 자신의 생애에 있어 중요한 인물이 되어봄
	  – 실제로 역할을 수행함 : 연극
	    → 자신이 가지고 있던 두려움과 갈등들을 극복하기 위해

비지시적
(nondirected)
치료
	• Virginia Axline에 의해 고안된 치료
	• 이론적 배경
	  – 아동들의 성숙은 환경을 통해 이루어짐
	  – 목표 달성을 위해 최적의 환경 제공이 필요함
	• 조건
	  – 이상적 놀이 환경

비지시적 (nondirected) 치료	– 아이들의 감정을 잘 이해하고 수용할 수 있는 어른이 필요함 • 최소의 감독 – 치료사는 아이들의 놀이를 어떤 방식으로든 감독을 최소화함 – 아이가 자신의 잠재성을 깨달을 수 있도록 자유를 제공함 → 그로 인해 성숙할 수 있는 기회를 제공함 – 아이는 자신이 누군가에게 이해되고 수용됨을 학습하게 됨
관계 (relationship) 치료	• 치료사와 아동의 관계가 강조됨 • 치료(session)의 포커스 – '이곳에서의 관계와 지금의 관계(here and now relationship)'가 중요함 • 치료의 출발점 – 정서 발달의 현재 수준에서 시작함
발달 (developmental) 치료	• 이론적 기초 – Hellersberg의 심리신체 발달이론 – Freud와 Peller의 정신성 발달이론 • 치료의 기초 – 아이에게 맞는 정서적 수준에 도달하기 위해 발달적 이론을 기초로 함 • 특정 발달 단계에서의 고착이 발생할 경우 – 그 단계에서 만족을 얻지 못하고 그 단계에서 고착되어 성숙하지 못할 경우 발생됨 – 성인이 되었을 때 스트레스에 대한 관리가 어려워짐 • 치료 – 치료적 경험을 통해 발달 수준의 변화를 촉진함 – 좋은 치료적 관계를 제공함
지시적 (directed) 치료	• 치료사의 감독이 필요함 – 특정 치료적 목적을 위해 놀이를 사용함 – 놀이 재료의 사용을 지시함 • 놀이를 통해 과거를 재현함 예 인형을 사용하여 성적 학대를 받은 아동의 죄의식과 공포를 해소시킴 • 어린 아이들에게는 원초적 놀이를 제공함 – 모래, 물, 흙 등을 이용함 – 높은 기대와 요구로 압박받은 아이들을 이완시킴
그룹 놀이치료	• Slavon이 처음 소개함 • 개인치료를 대신할 수는 없음

그룹 놀이치료	– 개인치료에 추가되는 치료가 됨 • 사회성 발달과 사회성 놀이가 필요한 아동에게 적용함 – 더 낮은 발달단계에 고착화되는 것을 예방하기 위해 • 가족 상황이나 학교 상황 등을 반영함 • 수용적 분위기가 중요한 요소가 됨 – 보다 따뜻하고 동정적인 분위기에서 아이는 어려움을 표현하게 됨 – 새로운 방법과 행동을 보임 – 긍정적 자아 이미지를 발달시킴 – 자신의 행동에 좀 더 책임감을 가지게 됨 • 그룹치료에 적절하지 않는 아동 – 매우 가난한 아동 – 자폐아동 – 심각한 신경학적 문제를 지닌 아동 – 정신과적 문제 및 뇌 손상을 가진 아동 – 학습장애를 가진 아동

20.4 놀이 환경(Play environment)

1. 아동 중심적 환경

• 아동에게 맞는 크기의 가구를 선택함
• 아이 중심의 방을 구성함

일반적 환경	• 카펫의 사용 : 아이와 치료사가 바닥에 앉을 수 있음 • 비닐의 사용 : 모래 놀이, 페인트 놀이 등이 가능할 수 있음 • 안락한 의자의 사용 : 독서 치료(reading therapy)에 이용할 수 있음 • 프라이버시의 보호 : 외부에서 볼 수 없는 불투명 유리를 사용함 • 일방향 스크린(one-way screen), 녹음시설, 비디오 등의 사용 : 아이에게 충분히 설명해 주어야 함

2. 중재 환경 및 사례

<table>
<tr><td>장난감의 위치</td><td>• 열린(open) 선반에 잘 보이도록 배치함
  – 아동의 접근성을 높이기 위해
• 제한이 필요한 놀이감은 자물쇠가 있는 공간에 배치함
• 아이들의 작품은 볼 수 있도록 전시함</td></tr>
<tr><td>안전(safety)</td><td>• 도구 및 재료는 잠글 수 있는 곳에 놓음</td></tr>
<tr><td>모래놀이와 물놀이</td><td>• 모래 상자의 설치
  – 모래가 넘쳐 다른 아동을 방해하지 않도록 하기 위해
• 모래놀이의 세 가지 유형
  – 마른 모래 붓기 놀이
  – 모양 뜨기를 위한 촉촉한 모래놀이
  – 매우 젖은 모래 놀이
• 비지시적 놀이 치료
  – 아동의 접근이 쉽고 다양한 놀이감이 전시됨
• 자폐아동 또는 과잉행동이 있는 아동
  – 자극이 없는 환경이 바람직함</td></tr>
<tr><td>장난감 및 놀이도구
(play materials)</td><td>① 기본적 도구
  • 덧옷이나 앞치마
  • 닦아낼 수 있는 스펀지
  • 쓰레받기와 빗자루
  • 마대걸레, 종이 타월, 휴지
② 단계별 놀이감
<table>
<tr><td>1단계 :
감각/촉감/구강기/
나르시즘</td><td>• '티파티(tea-party)' 소꿉놀이
• 좀 더 수준 높은 아이들을 위한 음식준비
  – 실제 주방을 사용함
• 대상관계 놀이를 위한 다양한 장난감의 사용
• 음악 활동 또는 노래하기
• 마른 모래 놀이
• 비눗방울 불기
• 간단한 음식 만들기</td></tr>
<tr><td>2단계 :
운동/항문기/
전 오디프스기</td><td>• 실외 운동장을 이용하는 것이 이상적임
  – 지역의 놀이공원을 이용할 수 있음
• 실내놀이굴(play tunnel)과 같은 제한적 공간에서의 게임을 할 수 있음
• 망치질 놀이와 간단한 목공예 놀이
• 욕조에서의 물놀이 : 물놀이용 장난감의 이용이 바람직함
• 찰흙 놀이 : 핑거페인팅 물감 놀이가 좋음</td></tr>
</table></td></tr>
</table>

구분	단계	내용
장난감 및 놀이도구 (play materials)	2단계 : 운동/항문기/ 전 오디프스기	• 반죽놀이 • 인형놀이 • 촉촉한 모래 놀이
	3단계 : 표현/남근기/ 오디프스기	• 농장 설계, 가상의 동물가족 • 광범위한 모델의 동물놀이 : 공룡과 같은 상상적 동물놀이 • 웬디하우스, 인형 침대, 의자, 탁자, 요리기구, 인형가족 등의 사용 • 옷 입히기 놀이, 소꿉놀이 기구, 장난감 전화기 등의 사용 • 그림 그리기(종이, 연필, 크레용, 펜, 붓 등의 사용) • 작은 모형의 인물 인형의 사용(경찰관, 소방관, 응급 구조사, 조종사 등) • 꼭두각시 인형과 극장 • 병원놀이 및 장난감 • 그림이 있는 책 • 인형의 집과 인형 가구 • 자동차 놀이 • 소꿉놀이, 반죽놀이
	4단계 : 구조적/잠재기/ 후 오디프스기	• 구조적이고 창조적인 활동을 선택함 • 건축 장난감(레고, 듀플로, 헬터 스켈터) • 테이블 게임(그림 맞추기, 그림 도미노) • 찰흙으로 모형 만들기 • 콜라주(풀, 물감, 붓 등)

SUMMARY

1. 놀이의 치료적 가치

1) 놀이를 통한 전반적인 아동 발달
2) 타인과의 관계 형성
3) 자신의 문제를 해결할 기회 제공
4) 자아의식과 동일시 형성
5) 자신의 능력에 대한 자신감을 형성
6) 긍정적 자아 탐색

2. 놀이치료가 필요한 대상

1) 입원 중인 아동
2) 별거 또는 이혼 가정의 아동
3) 육체적 또는 성적 학대를 받던 아동
4) 가족과 사별한 아동

3. 놀이치료의 이론적 틀(Theoretical Framework)

1) 정신분석적(psychodynamic) 치료
2) 비지시적(nondirected) 치료
3) 관계(relationship) 치료
4) 발달(developmental) 치료
5) 지시적(directed) 치료
6) 그룹 놀이치료

4. 아동 중심적 환경

1) 장난감의 전시 및 보관
2) 안전(Safety)의 고려
3) 모래놀이 및 물놀이
4) 장난감과 놀이감(play materials)

5. 단계별 놀이감

1) 1단계 : 감각/촉감/구강기/나르시즘
2) 2단계 : 운동/항문기/전 오디프스기
3) 3단계 : 표현/남근기/오디프스기
4) 4단계 : 구조적/잠재기/후 오디프스기

5

V·O·L·U·M·E

2024

합격 선배들의 맥 one pick!

퍼시픽 작업치료사 국시대비 개념서

OCCUPATIONAL THERAPY

정신과작업치료

발 행 2024년 4월 30일

편저자 작업치료 국시연구회
발행인 이 웅 현
발행처 **퍼시픽북스**
서울시 중구 충무로 29 아시아미디어타워 501호
TEL. 02-2272-7766(代) / FAX. 02-2272-7166
E-mail : papu77@daum.net

ISBN 979-11-6375-453-4

• 이 책의 일부 혹은 전체 내용을 출판사 발행인의 서면 동의 없이 무단으로 복사, 복제, 전재, DTP, 인터넷 상에 게재하거나 동영상 교재 등으로 사용하는 것은 저작권법에 저촉됩니다.
• 낙장이나 파본된 책은 구입처나 본사에서 교환하여 드립니다.

정가 Volume 5 **16,000원**

2024 OCCUPATIONAL THERAPY